《基础护理操作技术》编委会

主　编　白凤霞

副主编　史素杰　卜小丽

编　委（以姓氏笔画为序）

马玉霞　兰州大学护理学院

韦凤美　兰州大学基础医学院

卢玉彬　甘肃卫生职业学院

左润萍　兰州大学第一人民医院

李惠菊　兰州大学护理学院

范琳琳　甘肃中医药大学护理学院

赵丽霞　甘肃中医药大学护理学院

韩　琳　兰州大学护理学院

兰州大学教材建设资金资助

供全日制、继续教育及远程教育临床医学和护理学本、专科使用

基础护理操作技术

主　编　白风霞
副主编　史素杰
　　　　卜小丽

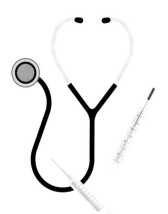

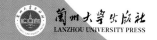

兰州大学出版社
LANZHOU UNIVERSITY PRESS

图书在版编目（CIP）数据

基础护理操作技术 / 白风霞主编. -- 兰州 : 兰州
大学出版社，2017.8
ISBN 978-7-311-05241-6

Ⅰ．①基… Ⅱ．①白… Ⅲ．①护理学 Ⅳ．①R47

中国版本图书馆CIP数据核字(2017)第217175号

策划编辑　陈红升
责任编辑　王颢瑾
封面设计　陈　文

书　　名　**基础护理操作技术**
作　　者　白风霞　主编
　　　　　史素杰　卜小丽　副主编
出版发行　兰州大学出版社　（地址:兰州市天水南路222号　730000）
电　　话　0931-8912613(总编办公室)　0931-8617156(营销中心)
　　　　　0931-8914298(读者服务部)
网　　址　http://www.onbook.com.cn
电子信箱　press@lzu.edu.cn
印　　刷　甘肃兴方正彩色数码快印有限公司
开　　本　710 mm×1020 mm　1/16
印　　张　13.75
字　　数　252千
版　　次　2017年8月第1版
印　　次　2017年8月第1次印刷
书　　号　ISBN 978-7-311-05241-6
定　　价　28.00元

前　言

　　《基础护理操作技术》是护理学科的基础，是护理学实践范畴中最基本、最重要的组成部分，是为临床各专科护理提供必需的基本知识和基本技能的一门课程。教材以培养实用型医护人员的基本护理理论、基本护理知识、基本护理技能为目标，坚持从临床医疗卫生工作的实际出发，密切联系临床护理实践，以巩固基础知识，强化前沿知识和掌握基本技能为原则，编写中充分体现了新内容、新概念、新题材、新结构，以提高医疗护理人员解决临床实际问题的能力。

　　本教材主要面向临床医学专业本科（含农村订单定向）、高职高专学生以及护理专业本专科继续教育、远程教育学生学习使用，也可作为在职医疗护理工作者和基层医务工作者的专业参考书籍。

　　本教材在编写过程中，得到所有编者所在单位相关领导和同事的大力支持，同时也得到兰州大学出版社的鼎力相助，在此一并表示诚挚的谢意！

　　本书虽经反复讨论、修改和审阅，但鉴于能力和水平有限，疏漏和不足之处在所难免，敬请读者提出宝贵意见，我们会不断努力打造精品教材，更好地为临床护理实践服务。

编者

2017年5月

目　录

第一章　医院环境与分级护理

第一节　医院环境

一、医院

医院（hospital）是指以向人提供医疗护理服务为主要目的的医疗机构，是面向民众或特定人群提供医疗保健服务的场所，备有一定数量的床位设施、相应的医务人员和必要的设备，通过依法获得有执业资格的医务人员的集体协作，对住院或门诊患者实施科学、规范的诊疗和护理服务。

按照卫计委颁发的《医院分级管理标准》，根据医院功能、设施、技术力量等对医院资质评定的指标，全国统一，不分医院背景、所有制性质等将医院分为三级十等，即：一、二级医院分别分为甲、乙、丙三等。三级医院分为特、甲、乙、丙四等。特等医院是最高级别的医院，依次是三级甲等、乙等、丙等，二级甲等、乙等、丙等，一级甲等、乙等、丙等，共三级十等。

一级医院是直接为社区提供医疗、预防、康复、保健等综合服务的基层医院，是初级卫生保健机构。其主要功能是直接对人群提供一级预防，在社区管理多发病、常见病患者，并对疑难重症做好正确转诊，协助高层次医院搞好中间或院后延续性服务，合理分流患者。

二级医院是向多个社区提供综合医疗卫生服务和承担一定教学、科研任务的地区性医院。其主要功能是对社区提供全面、连续的医疗护理、预防保健和康复服务，接受一级转诊并对一级医院进行业务技术指导，进行一定程度的教学和科研工作。

三级医院是跨省、市以及向全国范围提供医疗卫生服务的医院，是具有全面医疗、教学、科研能力的医疗预防技术中心。其主要功能是提供专科（包括特殊专科）的医疗服务，解决危重疑难病症，接受二级转诊，对下级医院进行业务技术指导和培训人才；完成培养各种高级医疗专业人才的教学和承担省级以上科研项目的任务；参与和指导一级、二级预防工作。

二、医院环境

环境与人类的生存、健康以及发展密切相关。医院环境是影响患者身心舒适的重要因素之一，环境的性质不仅影响患者的心理状态，而且关系到治疗的效果及疾病的康复。因此，应为患者创造一个安静、整洁、安全、舒适和美观的环境，满足患者休息、生活、治疗等需要，以促进患者早日康复。

（一）医院环境的特点

1.服务专业性

医院环境中服务的对象是患者，而患者是具有生物和社会双重属性的复杂的生命有机体。

医护人员应具有全面的理论知识、熟练的操作能力和丰富的临床经验，提供专业的医疗护理服务，并在新技术、新专业不断发展的同时，进一步满足患者需求。

2.安全舒适性

（1）治疗性安全舒适感首先来源于医院的物理环境。

（2）生物环境安全，在治疗性医疗环境中，可避免发生院内感染和疾病的传播，保证生物环境的安全性。

（3）医患、护患关系和谐，营造一个良好的人际关系氛围，重视患者的心理支持，满足其被尊重的需要及爱与归属的需要，以增加其心理安全感。

3.管理统一性

（1）医院根据具体情况制定院规，统一管理，保护患者及医院工作人员的安全，提高工作效率和质量。

（2）病区护理单元中，患者及工作人员要求整洁，具体应做到：病室整齐，规格统一，物品摆放以根据需求及使用方便为原则。

（3）患者的皮肤、头发、口腔等要保持清洁。

（4）工作人员应仪表端庄、服装整洁大方，遵守有关的工作制度，尽量减少噪音的产生，给患者提供一个安静的修养空间。治疗后用物及时撤去，排泄物、污染物及时清除。

4.文化特殊性

医院文化有广义和狭义之分。广义的医院文化泛指医院主体和客体在长期的医学实践中创造的特定的物质财富和精神财富的总和，包括医院硬文化和医院软文化两个方面。医院硬文化主要是指医院内的物质状态，即医疗设备、医院建筑、医院环境、医疗技术水平和医院效益等有形的东西，其主体是物。医院软文化是指医院在历史发展过程中形成的具有本医院特色的思想、意识、观念等意识形态、行为模式以及与之相适应的制度和组织结构，其主体是人。医院硬文化是医院软文化形成和发展的基础；而医院软文化一旦形成则对医院硬文化具有反作用。两者是有机整体，彼此相互制约，又互相转换。狭义的医院文化是指医院在长期医疗活动中逐渐形成的以人为核心的文化理论、价值观念、生活方式和行为准则等。

（二）医院环境的调节与控制

1.医院的物理环境

（1）声音：是人类生活中不可缺少的刺激物，绝对的安静会使人产生寂寞感。因此，一般人在健康状态下需要一定的声音刺激。但当健康状况不良、心理不舒适时，对声音的耐受能力下降，即使是美妙的音乐也会被视为噪声，噪声会对健康造成影响。

噪声是指与环境不协调、不悦耳、不想听的声音，或能引起人们生理、心理上不愉快的声音。噪声的危害程度视音量的大小、频率的高低、持续时间和个人的耐受性而定。衡量声音强弱的单位是"分贝"（dB），一般能听到的声音强度为20 dB，当声音在30 dB以下时环境显得非常安静，40 dB为环境中的正常声音，50～60 dB的声音会对人产生相当大的干扰，当声音高达120 dB以上时可造成高频率的听力损失甚至永久性失聪。人若长时间处于90 dB以上的噪声环境中，可导致疲倦、不安、眩晕、耳鸣、头痛、失眠、血压波动等症状。

调控措施：虽然医院周围环境的噪音不是医护人员所能控制的，但医护人员应尽可能地为患者创造一个安静的医院环境。WHO规定，白天医院内较理想的噪音强度为35～45 dB。为控制噪音，工作人员应努力做到"四轻"：说话轻、走路轻、操作轻、关门轻。病室的桌、椅脚应钉上橡皮垫。推车的轮轴应定期滴注润滑油。医护人员应向患者及家属宣传保持病室安静的重要性，以取得他们的配合，共同创造一个安静的休养环境。在控制噪音的同时，为了避免过于安静的病室环境使患者产生孤寂感，可鼓励患者使用带耳塞的收音机或随身听，也可在患者床头设置耳机装置，让病情较轻及恢复期的患者可以随时收听新闻、音乐及各种信息，以此来丰富住院生活，减少孤独感、寂寞感，从而提高治疗效果。

（2）温度：适宜的温度使人感觉舒适、安宁，有利于患者休息以及治疗、护理工作的进行。一般病室温度以18 ℃～22 ℃为宜，婴儿室、产房、手术室以22 ℃～24 ℃为宜。室温过高不利于机体散热，并可干扰消化及呼吸功能，使人烦躁，影响体力恢复。室温过低则使人畏缩、肌肉紧张、缺乏动力，患者易在治疗和护理时着凉。

调控措施：病室内应有温度计，以便观察和调节室内温度。夏季可采用空调或电风扇调节室温，冬季可采用暖气或其他取暖设备保持适宜的室温。根据气温变化增减患者的盖被及衣服。在实施护理措施时应尽可能减少不必要的暴露，防止患者着凉。

（3）相对湿度：病室的相对湿度是指在单位体积的空气中，一定湿度条件下所含水蒸气的量与其达到饱和时含水量的百分比。病室相对湿度以50%～60%为宜。相对湿度过高，空气潮湿，细菌易于繁殖。同时，人体水分蒸发减少，使患者感到气闷不适，尿液排出增加，对心肾疾病尤为不利。相对湿度过低，室内空气干燥，人体水分大量蒸发，可引起口干舌燥、咽痛、烦渴等不适，对气管切开或呼吸道疾病的患者尤为不利。

调控措施：病室内应备有湿度计，以便医护人员观察和调节。当相对湿度过高时，可打开门窗使空气流通或使用空气调节器、除湿器等。当室内的相对湿度过低时，可湿式拖地或使用加湿器等。

（4）通风：可使室内外空气流通，保持空气新鲜，并可调节室内的温、湿度，降低室内空气中二氧化碳及微生物的密度，减少呼吸道疾病传播。通风不良可导致室内空气污浊，氧气不足，患者可出现烦躁、疲乏、头晕和食欲不振等表现。

调控措施：病室应每日定时开窗，通风换气。通风时间可根据病室内外温差大小而变化，一般每次通风30分钟便可以达到通风换气的目的。通风时应避免对流风直吹患者，冬季通风时应注意为患者保暖。

（5）光线：病室采光来自于自然光源和人工光源，医护人员可根据治疗、护理需要以及患者对光线的不同需求给予满足。适当的日光照射可增加患者的舒适感。

调控措施：应经常打开病室门窗，使日光能直接照进病室，但应避免日光直接照射患者的眼睛，以防引起目眩。午休时，应用窗帘遮挡日光，夜间应采用地灯或可调节型床头灯，既方便医护人员夜间巡视病房，又不影响患者的睡眠。

（6）装饰：优美的环境、合理的布局可使人精神愉快、身体舒适。因此，病区的装饰是医院环境管理的重要环节。

调控措施：色彩对人的情绪、行为和健康均有一定影响，现代医院多根据病室的不同需求来选择适当的颜色。例如：儿科病房多采用粉色等暖色调，以减少儿童恐惧感，增加温馨感；手术室常选用绿色或蓝色，给人以安静、舒适、信任的感觉；一般病室墙壁上方可涂白色或米黄色，下方可涂蓝色或浅绿色，以避免使人产生单调、冷漠的感觉。病室内外及走廊上适当摆放鲜花和绿色植物，不仅能美化环境，令人赏心悦目，还能增强患者战胜疾病的信心。在病室的周围栽种树木、草坪和修建花坛、桌凳等，供患者休息、散步和观赏，为患者创造一个舒适、优美的休养环境。

2.医院的社会环境

医院是一个特殊的社会组成部分，患者入住医院，医院的人际关系和规章制度会使之感到不适应而产生不良的心理反应。为了保证患者能获得安全、舒适的治疗环境，恢复最佳的心理状态，更好地配合治疗与护理，医护人员应帮助患者尽快进入患者角色，以适应医院这一特殊的社会环境。

（1）医患关系：医患关系是医务人员与患者在医疗过程中产生的特定关系，是一种服务者和被服务者的关系，是医院社会环境中最主要的部分。作为处于主导地位的服务者，应从服务环境、服务理念、服务态度、服务效果等各方面加强医疗服务工作，用保障人民健康来促进构建和谐的医患关系。与患者建立人际关系的过程中要做到以下几点：沟通、信任、理解、尊重、关怀、坦诚、接纳 。

（2）患患关系：同住一个病室的患者有着共同的心理倾向，自然地构成了一个新的群体。病友们在交谈中常涉及有关疾病的常识和相关问题，彼此之间互相影响着情绪及态度，患者对自身疾病的态度也常影响着患有相同病种患者的态度。病友间的相互帮助、关心和照顾，对增进友谊与团结，消除陌生感起到良好的作用；彼此间的互相鼓励与支持，对增强信心、战胜疾病、早日康复将产生积极影响。医护人员是患者群体中的调节者，有责任协助患者建立良好的情感交流，引导医院内的群体气氛向着积极的方向发展，调动患者的乐观情绪，更好地配合治疗与护理。

（3）患者与其他人的关系：患者在医院内还应与其他人员建立一个良好的人际关系。当患者来到新的环境，医务人员应主动向其介绍其他医护人员和同病室的病友，鼓励患者与其他人员沟通和交流。同时要注意观察和调整患者与亲友的关系，亲友是患者的重要支持系统，是患者心理情绪稳定的重要因素，亲友对患者病情的关心及心理支持，可增强患者战胜疾病的信心和勇气，解除患者的后顾之忧。因此，医护人员应加强与患者亲友的沟通，取得他们的信任与理解，共同做好患者的身心护理。

（4）医院规则：主要指医院的各种规章制度，如入院须知、探视制度、陪伴制度等。合理的规章制度可保证病区内医疗、护理工作正常有序地进行，便于预防和控制院内感染等工作的实施，同时也为患者的休息和睡眠提供了良好的条件。但是，医院规则对患者在一定程度上是一种约束，如患者必须遵从医护人员的指导，不能完全按照自己的意愿进行活动；与外界接触减少，只能在规定的探视时间内见到家属和亲友，易产生孤寂感、焦虑感。因此，医护人员应根据患者不同情况和适应能力，主动给予热情帮助、耐心解释和健康指导，及时提供有关信息和心理支持，使之逐渐适应并自觉遵守医院规则，减少不良情绪的产生，促进身体早日康复。

总之，医院是社会的缩影，是一种社会组织，也是就诊患者集中的场所。医护人员在与患者的接触中，应和其建立良好的关系，满足患者的需要，帮助他们尽快地适应医院的环境，早日康复。

第二节 分级护理

分级护理是指患者在住院期间，主管医师根据患者病情轻重缓急和（或）自理能力，确定、修订并实施不同级别的护理，并下达护理级别医嘱的流程标准。护理可分为特级护理、一级护理、二级护理和三级护理（标记：特级护理、一级护理为红色标记，二级护理为黄色标记，三级护理为绿色标记），分别在病房一览表和患者床头牌上显示相应的护理级别。

一、分级护理的目的和依据

1.目的：根据护理级别，提供护理服务，提高患者护理质量，保证患者安全。

2.依据：（1）患者入院后，医师根据其病情严重程度确定病情等级；（2）护士根据患者Barthel指数评分，确定自理能力的等级；（3）医护人员依据病情等级和（或）自理能力等级，确定患者的护理分级；（4）临床医护人员根据患者的病情和自理能力的动态变化调整患者的护理分级。

二、分级护理及护理措施

（一）特级护理

1.具备以下情况之一的患者：（1）病情危重，随时可能发生病情变化需要进行抢救的患者；（2）重症监护的患者；（3）各种复杂或大手术后的患者；（4）严重创伤或大面积烧伤的患者；（5）使用呼吸机辅助呼吸，并需要严密监护病情的患者；（6）实施连续性肾脏替代治疗的患者；（7）其他有生命危险，需要严密监护生命体征的患者。

2.护理措施：（1）严密观察患者的病情变化，监测生命体征；（2）根据医嘱，正确实施治疗、给药措施；（3）根据医嘱，准确测量出入量；（4）根据患者的病情，正确实施基础护理和专科护理；（5）保持患者的舒适和功能体位；（6）实施床旁交接班。

（二）一级护理

1.具备以下情况之一的患者：（1）病情趋向稳定的重症患者；（2）手术后或者治疗期间需要严格卧床的患者；（3）生活完全不能自理且病情不稳定的患者；（4）生活部分自理，病情随时可能发生变化的患者。

2.护理措施：（1）每1小时巡视患者，观察患者病情变化；（2）根据患者病情，测量生命体征；（3）根据医嘱，正确实施治疗、给药措施；（4）根据患者病情，正确实施基础护理和专科护理；（5）提供护理相关的健康指导。

（三）二级护理

1.具备以下情况之一的患者：（1）病情稳定，仍需卧床的患者；（2）生活部分自理的患者。

2.护理措施：（1）每2小时巡视患者，观察患者病情变化；（2）根据患者的病情，测量生命体征；（3）根据医嘱，正确实施治疗、给药措施；（4）根据患者的病情，正确实施护理措施和安全措施；（5）提供护理相关的健康指导。

（四）三级护理

1.具备以下情况之一的患者：（1）生活完全自理，且病情稳定的患者；（2）生活完全自理，且处于康复期的患者。

2.护理措施：（1）每3小时巡视患者，观察患者的病情变化；（2）根据患者的病情，测量生命体征；（3）根据医嘱，正确实施治疗、给药措施；（4）提供护理相关的健康指导。

（白凤霞　韩琳）

第二章 手卫生、无菌及隔离技术

手卫生、无菌及隔离技术是医院加强对医院感染控制的重要技术。手卫生为医护人员洗手、卫生手消毒和外科手消毒的总称。

清洁、消毒、灭菌是预防与控制医院感染的关键措施之一。医院感染又称医院内获得性感染，广义上讲，任何人在医院活动期间由于遭受病原体侵袭而引起的诊断明确的感染或疾病均称为医院感染；狭义上讲，医院感染指住院患者在院内获得的感染，包括在住院期间和在院内获得出院后发生的感染，但不包括入院前已开始或入院时已处于潜伏期的感染。医院感染形成的条件包括感染源、传播途径和易感宿主。本章我们主要通过学习手卫生、无菌及隔离技术保证院内感染发生率的降低。

第一节 概述

一、清洁、消毒、灭菌的概念

清洁（cleaning）是指通过除去尘埃和一切污垢，以去除和减少微生物数量的过程。

消毒（disinfection）是指用物理、化学或生物的方法清除或杀灭环境中和媒介物上除芽孢以外的所有病原微生物的过程。

灭菌（sterilization）是指用物理或化学的方法杀灭或者消除传播媒介上的一切微生物，包括致病微生物和非致病微生物，也包括细菌、芽孢和真菌孢子。

二、消毒、灭菌的常用方法

（一）物理消毒灭菌法

1.热力消毒灭菌法

主要利用热力使微生物的蛋白质凝固变性、酶失活、细胞膜和细胞壁发生改变而导致其死亡，达到消毒灭菌的目的。热力消毒灭菌法是效果可靠、使用最广泛的方法，分干热法和湿热法两类。干热法由空气导热，传热较慢，包括燃烧法和干烤法。湿热法由空气和水蒸气导热，传热较快，穿透力强，包括压力蒸汽灭菌法、煮沸消毒法。相对于干热法消毒灭菌，湿热法所需的时间短、温度低。

压力蒸汽灭菌法是热力消毒灭菌法中效果最好的一种方法，在临床应用广泛，常用于耐高压、耐高温、耐潮湿物品的灭菌，如各类器械、敷料、搪瓷、橡胶、玻璃制品及溶液等的灭菌，不能用于凡士林等油类和滑石粉等粉剂的灭菌。

2.辐射消毒法

主要利用紫外线或臭氧的杀菌作用，使菌体蛋白质光解、变性而致细菌死亡，包括日光曝晒法、紫外线灯管消毒法和臭氧灭菌灯消毒法。

3.电离辐射灭菌法

利用放射性同位素 ^{60}Co 发射高能 γ 射线或电子加速器产生的 β 射线进行辐射灭菌，电离辐射作用可分为直接作用和间接作用。

4.微波消毒法

微波可以杀灭各种微生物，包括细菌繁殖体、病毒、真菌和细菌芽孢、真菌孢子等，常用于食物及餐具的消毒、医疗药品及耐热非金属器械的消毒。

5.机械除菌法

指用机械的方法，如冲洗、刷、擦、扫、抹、铲除或过滤等方法，除掉物品表面、水中、空气中及人畜体表的有害微生物，减少微生物数量和引起感染的机会，包括层流通风和过滤除菌法。

（二）化学消毒灭菌法

化学消毒灭菌法能使微生物的蛋白凝固变性、酶蛋白失去活性，或者能抑制微生物的代谢、生长和繁殖，可用于患者的皮肤、黏膜、排泄物及周围环境、光学仪器、金属锐器以及某些塑料制品的消毒。能杀灭传播媒介上的微生物达到消毒或灭菌要求的化学制剂称为化学消毒剂。

1.化学消毒剂的种类

化学消毒剂按其消毒效力可分为四类：

（1）灭菌剂：指可杀灭一切微生物，包括细菌、芽孢，使物品达到灭菌要求的制剂，如戊二醛、环氧乙烷等。

（2）高效消毒剂：指可杀灭一切细菌繁殖体（包括分枝杆菌）、病毒、真菌及其孢子，并对细菌芽孢有显著杀灭作用的制剂，如过氧乙酸、过氧化氢、部分含氯消毒剂等。

（3）中效消毒剂：指仅可杀灭分枝杆菌、细菌繁殖体、真菌、病毒等微生物，达到消毒要求的制剂，如醇类、碘类、部分含氯消毒剂等。

（4）低效消毒剂：指仅可杀灭细菌繁殖体和亲脂病毒，达到消毒要求的制剂，如酚类、胍类、季铵盐类消毒剂等。

2.化学消毒剂的使用方法

（1）浸泡法：是将被消毒的物品洗净、擦干后浸没在规定浓度的消毒液内一定时间的消毒方法。需要注意的是，浸泡前要打开物品的轴节或套盖，管腔内要灌满消毒液。浸泡法适用于大多数物品、器械。

（2）擦拭法：是蘸取规定浓度的化学消毒剂擦拭被污染物品的表面或皮肤、黏膜的消毒方法，一般选用易溶于水、穿透力强、无显著刺激性的消毒剂。

（3）喷雾法：是在规定时间内用喷雾器将一定浓度的化学消毒剂均匀地喷洒于空间或物品表面进行消毒的方法。此方法常用于地面、墙壁、空气、物品表面的消毒。

（4）熏蒸法：是在密闭空间内将一定浓度的消毒剂加热或加入氧化剂，使其产生的气体在规定的时间内进行消毒的方法，如手术室、换药室、病室的空气消毒以及精密贵重仪器、不能蒸煮、浸泡物品的消毒。

第二节　手卫生

在医院环境中，医护人员在诊疗过程中手会受到不同程度的污染。手卫生是阻断因医护人员的操作而传播疾病的关键环节。因此，手卫生是关系到医患安全、提高医疗护理质量的重要因素。

一、洗手

【目的】

清除手部皮肤污垢和大部分暂住菌，切断通过手传播、感染的途径。

【操作前准备】

1.操作者准备：着装整洁，修剪指甲，取下手表、饰物，卷袖过肘。

2.用物准备：流动水洗手设施、清洁剂、干手物品，必要时备护手液或速干手消毒剂。

3.环境准备：清洁、宽敞。

【操作步骤】

步　骤	要点与说明
1.准备　打开水龙头,调节合适水流和水温	● 水龙头最好是感应式或用肘、脚踏、膝控制的开关
2.湿手　在流动水下,使双手充分淋湿	● 水流不可过大,以防溅湿工作服 ● 水温适当,太热或太冷会使皮肤干燥

续表

步 骤	要点与说明
3.**涂剂** 关上水龙头并取清洁剂均匀涂抹至整个手掌、手背、手指和指缝	
4.**洗手** 认真揉搓双手至少15秒(见图2-1)	• 注意清洗双手所有皮肤,包括指背、指尖和指缝等易污染部位
5.**冲净** 打开水龙头,在流动水下彻底冲净双手	• 流动水可避免污水沾污双手 • 冲净双手时注意指尖向下
6.**干手** 关闭水龙头,以擦手纸或毛巾擦干双手,或在干手机下烘干双手;必要时取护手液护肤	• 干手巾应保持清洁干燥,一用一消毒

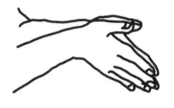 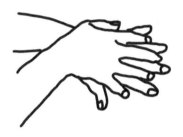

1.掌心相对,手指并拢相互揉搓。　　2.掌心相对,手背沿指缝相互揉搓,交换进行。

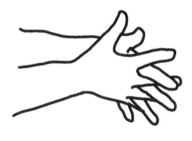 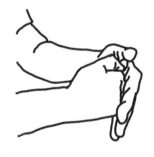

3.掌心相对,双手交叉指缝相互揉搓。　　4.弯曲手指使关节在另一掌心旋揉搓,交换进行。

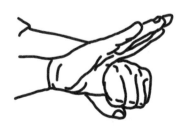 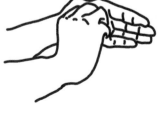

5.一手握另一手大拇指旋转揉搓,交换进行。 6.五个手指尖并拢,在另一手掌心中旋转揉搓,交换进行。

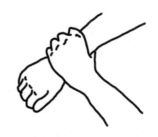

7.握住手腕,回旋摩擦,交换进行。

图2-1　洗手步骤

【注意事项】

1.当手部有血液或其他体液等肉眼可见污染时,应用清洁剂和流动水洗手;当手部没有肉眼可见污染时可用速干手消毒剂消毒双手代替洗手,揉搓方法与洗手方法相同。

2.注意调节合适的水温、水流,避免污染周围环境。

3.洗手指征:(1)直接接触每个患者前后;(2)从同一患者身体的污染部位移动到清洁部位时;(3)接触患者的黏膜、破损皮肤或伤口前后;(4)接触患者的血液、体液、分泌物、排泄物、伤口敷料等之后;(5)接触患者周围环境及物品后;(6)穿脱隔离衣前后,脱手套之后;(7)进行无菌操作、接触清洁、无菌物品之前;(8)处理药物或配餐前。

二、卫生手消毒

【目的】

清除致病性微生物,预防感染与交叉感染,避免污染无菌物品和清洁物品。

【操作前准备】

1.操作者准备:着装整洁,修剪指甲,取下手表、饰物,卷袖过肘。

2.用物准备:流动水洗手设施、清洁剂、干手物品、速干手消毒剂。

3.环境准备:清洁、宽敞。

【操作步骤】

步　骤	要点与说明
1.**洗手** 按洗手步骤洗手并保持手的干燥	●符合洗手的要求与要点
2.**涂剂** 取速干手消毒剂于掌心,均匀涂抹至整个手掌、手背、手指和指缝,必要时增加手腕及腕上10 cm	●消毒要求:作用速度快、不损伤皮肤、不引起过敏反应
3.**揉搓** 按照洗手的步骤揉搓双手,直至手部干燥	●保证消毒剂完全覆盖手部皮肤 ●揉搓时间至少15秒
4.**干手**	●自然干燥

【注意事项】

1.遵循洗手的注意事项。

2.医护人员在下列情况下应先洗手，然后进行卫生手消毒：（1）接触患者的血液、体液和分泌物后；（2）接触被传染性致病微生物污染的物品后；（3）直接对传染病患者进行检查、治疗、护理后；（4）处理传染患者的污物之后。

三、外科手消毒

【目的】

清除指甲、手部、前臂的污物和暂居菌，将常居菌减少到最低程度；抑制微生物的快速再生。

【操作前准备】

1.操作者准备：着装整洁，修剪指甲，取下手表、饰物，卷袖过肘。

2.用物准备：洗手池、清洁用品、手消毒剂、干手物品。

3.环境准备：清洁、宽敞。

【操作步骤】

步　　骤	要点与说明
1.**准备**　摘除手部饰物,修剪指甲	• 包括手镯、戒指、假指甲,指甲长度不能超过指尖,甲缘平整
2.**洗手**　调节水流,湿润双手,取适量的清洁剂揉搓并刷洗双手、前臂和上臂下1/3	• 注意清洁指甲下的污垢和手部皮肤的皱褶处 • 揉搓用品应每人使用后消毒或者一次性使用;清洁指甲用品每日清洁与消毒
3.**冲净**　流动水冲洗双手、前臂和上臂下1/3	
4.**干手**　使用干手物品擦干双手、前臂和上臂下1/3	• 保持双手位于胸前并高于肘部
5.**消毒**	
▲**免冲洗手消毒法** 取适量的免冲洗手消毒剂涂抹至双手的每个部位、前臂和上臂下1/3;认真揉搓直至消毒剂干燥	• 每个部位均需涂抹到消毒剂 • 手消毒剂的取液量、揉搓时间及使用方法遵循产品的使用说明
▲**冲洗手消毒法** (1)取适量的手消毒剂涂抹至双手的每个部位、前臂和上臂下1/3,认真揉搓2～6分钟	• 每个部位均需涂抹到消毒剂
(2)流水冲洗双手、前臂和上臂下1/3	• 水由手部流向肘部
(3)无菌巾彻底擦干双手、前臂和上臂下1/3	

【注意事项】

1.外科手消毒应遵循的原则：（1）先洗手，后消毒；（2）不同患者手术之间、手套破损或手被污染时，应重新进行外科手消毒。

2.用后的清洁指甲用具、揉搓用品（如海绵、手刷）等，应放到指定的容器中，使用后消毒或者一次性使用。

3.术后摘除外科手套后，应用肥皂（皂液）清洁双手。

第三节　无菌技术

无菌技术（aseptic technique）是预防医院感染的一项基本而重要的技术，其基本操作方法根据科学原则制订，每个医护人员都必须掌握并严格遵守。

一、概念

1.无菌技术：指在医疗、护理操作过程中，防止一切微生物侵入人体和防止无菌物品、无菌区域被污染的技术。

2.无菌区：指经灭菌处理且未被污染的区域。

3.非无菌区：指未经灭菌处理，或虽经灭菌处理但又被污染的区域。

4.无菌物品：指通过灭菌处理后保持无菌状态的物品。

5.非无菌物品：指未经灭菌处理，或虽经灭菌处理后又被污染的物品。

二、无菌技术操作原则

1.环境：清洁、宽敞，定期消毒，操作前30分钟需停止扫地、更换床单等工作，减少走动，避免不必要的人员走动，防止尘埃飞扬。

2.工作人员着装：符合无菌操作要求，衣帽整齐、洗手、戴口罩。

3.物品管理有序：（1）无菌物品必须与非无菌物品分开放置，且有明显标志；（2）无菌物品不可暴露于空气中，应存放于无菌包或无菌容器中；（3）无菌包外需标明物品名称、灭菌日期，按失效先后顺序摆放；（4）取用无菌物品时应使用无菌持物钳；（5）无菌物品一经取出不得放回无菌容器内；（6）物品疑被污染或已经污染，不得再使用。

4.明确无菌区和非无菌区：（1）操作者身体应与无菌区保持一定距离；（2）操作时面向无菌区；（3）操作时手臂保持在腰部或操作台面上，不可跨越无菌区，手不得接触无菌物品；（4）避免面对无菌区咳嗽、打喷嚏；（5）未消毒的物品不可触及无菌物品或跨越无菌区。

5.一套无菌物品只供给一个患者使用，防止交叉感染。

三、基本无菌操作技术

（一）无菌持物钳

【目的】

取放和传递无菌物品。

【操作前准备】

1.操作者准备：着装整洁、修剪指甲、洗手、戴口罩。

2.用物准备：无菌持物钳、盛放无菌持物钳的容器。常用的持物钳有卵圆钳、三叉钳和长镊子、短镊子四种。

3.环境准备：清洁、宽敞、明亮、定期消毒。

【操作步骤】

步　骤	要点与说明
1.**查对** 检查并核对名称、有效期、灭菌标识	● 确保在灭菌有效期内使用
2.**取钳** 打开容器盖,手持无菌持物钳上1/3处,闭合钳端,将钳移至容器中央,垂直取出	● 盖闭合时不可从盖孔中取、放无菌持物钳 ● 取、放时,不可触及容器口边缘
3.**使用** 保持钳端向下,在腰部以上视线范围内活动,不可倒转向上	● 保持无菌持物钳的无菌状态
4.**放钳** 用后,钳端闭合,快速垂直放回容器(见图2-2),关闭容器盖	● 防止无菌持物钳在空气中暴露过久而被污染 ● 第一次使用,应记录打开日期、时间并签名 ● 4小时内有效

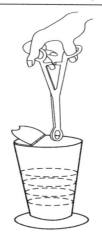

图2-2　取放无菌持物钳

【注意事项】

1.严格遵循无菌操作原则。

2.不可用无菌持物钳夹取油纱布、换药或消毒皮肤。

3.如到远处夹取物品,应将持物钳放入容器内移至操作处。

4.无菌持物钳一旦污染或可疑污染时应重新灭菌。

5.无菌持物钳和保存容器需要定期消毒,浸泡保存时,一般病房7天更换一次,使用频率高的部门适当缩短周期;临床主要使用干燥保存法,即将盛有无菌持物钳的无菌干罐保存在无菌包内,使用前开包,4小时更换一次。每个容器只放一把无菌持物钳。

(二)无菌容器

【目的】

用于盛放无菌物品并保持其无菌状态。

【操作前准备】

1.操作者准备:着装整洁、修剪指甲、洗手、戴口罩。

2.用物准备:常用的无菌容器有无菌盒、罐、盘等,无菌容器内盛灭菌器械、棉球、纱布等。

3.环境评估:清洁、宽敞、明亮、定期消毒。

【操作步骤】

步　骤	要点与说明
1.**查对** 检查并核对无菌容器名称、灭菌日期、失效期、灭菌标识	● 应同时查对无菌持物钳,以确保在有效期内
2.**开盖** 取物时,打开容器盖,内面向上置于稳妥处(见图2-3)或拿在手中	● 开、关盖时,手不可触及盖的边缘及内面,以防止污染
3.**取物** 用无菌持物钳从无菌容器内夹取无菌物品	● 无菌持物钳及物品不可触及容器边缘
4.**关盖** 取物后,立即将盖盖严	● 避免容器内无菌物品在空气中暴露过久
5.**手持容器** 手持无菌容器(如治疗碗)时,应托住容器底部(见图2-4)	● 第一次使用,应记录开启日期、时间并签名,24小时内有效

【注意事项】

1.严格遵循无菌操作原则。

2.从无菌容器内取出的物品,即使未用,也不可再放回无菌容器中。

3.无菌容器应定期消毒灭菌;一经打开,使用时间不超过24小时。

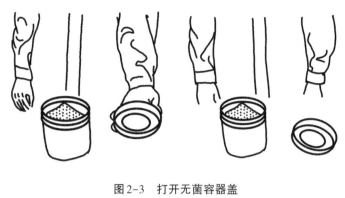

图2-3 打开无菌容器盖

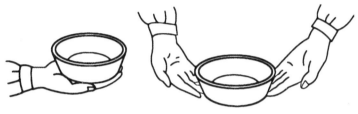

图2-4 手持治疗碗

（三）无菌包

【目的】

用无菌包布包裹无菌物品用以保持物品的无菌状态。

【操作前准备】

1.操作者准备：着装整洁、修剪指甲、洗手、戴口罩。

2.用物准备：盛有无菌持物钳的无菌罐、盛放无菌包内物品的容器或区域；无菌包内放无菌治疗巾、敷料、器械等（见图2-5）；记录纸、笔。

3.环境准备：清洁、宽敞、明亮、定期消毒。

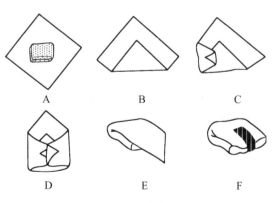

图2-5 无菌包包扎法

【操作步骤】

步　骤	要点与说明
1.**查对** 检查并核对无菌包名称、灭菌日期、有效期、灭菌标识,无潮湿或破损	● 应同时查对无菌持物钳,以确保在有效期内 ● 如超过有效期或有潮湿破损,不可使用
2.**使用无菌包** ▲**取出包内部分物品** (1)放置:无菌包平放在清洁、干燥、平坦处	● 不可放在潮湿处,以免污染
(2)开包:依次揭开四角	● 打开包布时手不可触及包布内面
(3)取物:用无菌钳夹取所需物品,放在备妥的无菌区内	● 不可跨越无菌面
(4)回包:按原折痕包好,系带横向扎好	
(5)记录:注明开包日期及时间并签名	● 有效期为24小时
▲**取出包内全部物品** (1)开包:将包托在手上,另一手打开包布四角并捏住	
(2)放物:稳妥地将包内物品放在备妥的无菌区内(见图2-6)	● 投放时,手托住包布使无菌面朝向无菌区域
(3)整理:将包布折叠放妥	

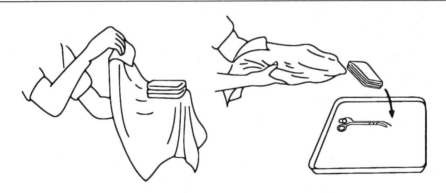

图2-6　一次性取出无菌包内物品

【注意事项】

1.严格遵循无菌操作原则。

2.无菌包应定期消毒灭菌,有效期为7～14天;如包内物品超过有效期、被污染或包布受潮,必须重新灭菌。

(四) 无菌盘

无菌盘是将无菌治疗巾铺在洁净、干燥的治疗盘内,形成无菌区以供无菌操作使用。无菌治疗巾的折叠有横折法和纵折法两种。

【目的】

形成无菌区域以放置无菌物品，供治疗、护理使用。

【操作前准备】

1.操作者准备：着装整洁、修剪指甲、洗手、戴口罩。

2.用物准备：盛有无菌持物钳的无菌罐、无菌包、无菌物品；治疗盘、记录纸、笔。

3.环境准备：清洁、宽敞、明亮、定期消毒。

【操作步骤】

步　　骤	要点与说明
1.**查对** 检查并核对无菌包名称、灭菌日期、有效期、灭菌标识,有无潮湿或破损	• 同无菌包使用法 • 无菌物品应确保在有效期内
2.**取巾** 打开无菌包,取一块治疗巾置于治疗盘内	
3.**铺盘**	
(1)铺巾:双手捏住无菌巾一边外面两角,轻轻抖开,双折平铺于治疗盘上,将上层呈扇形折至对侧,开口向外(见图2-7)	• 治疗巾内面构成无菌区 • 不可跨越无菌区 • 手不可触及无菌巾内面
(2)放入无菌物品	• 保持物品的无菌状态
(3)覆盖:双手捏住扇形折叠层治疗巾外面,遮盖于物品上,对齐上下层边缘,将开口处向上翻折两次,两侧边缘分别向下折一次,露出治疗盘边缘	• 调整无菌物品的位置,使之尽可能居中
(4)记录:注明铺盘日期及时间并签名	• 铺好的无菌盘4小时内有效

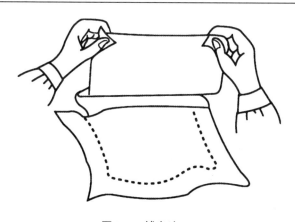

图2-7　铺盘法

【注意事项】

1.严格遵循无菌操作原则。

2.铺盘时,非无菌物品和身体应与无菌盘保持适当距离,手不可触及无菌巾内面,不可跨越无菌区。

(五)无菌溶液

【目的】

保持无菌溶液的无菌状态,供治疗、护理使用。

【操作前准备】

1.操作者准备:着装整洁、修剪指甲、洗手、戴口罩。

2.用物准备:无菌溶液、启瓶器、弯盘;盛装无菌溶液的容器;棉签、消毒液、记录纸、笔等;必要时备盛有无菌持物钳的无菌罐、无菌纱布罐。

3.环境准备:清洁、宽敞、明亮、定期消毒。

【操作步骤】

步 骤	要点与说明
1.**清洁** 取盛有无菌溶液的密封瓶,擦净瓶外灰尘	
2.**查对** 检查并核对:(1)瓶签上的药名、剂量、浓度和有效期;(2)瓶盖有无松动;(3)瓶身有无裂缝;(4)溶液有无沉淀、浑浊或变色	• 确定溶液正确、质量可靠 • 对光检查溶液质量
3.**开瓶塞** 用启瓶器撬开瓶盖,消毒瓶塞,待干后打开瓶塞	• 手不可触及瓶口及瓶塞内面,防止污染
4.**倒溶液** 手持溶液瓶,瓶签朝向掌心,倒出少量溶液,旋转冲洗瓶口,再由原处倒出溶液至无菌容器中(见图2-8)	• 避免沾湿瓶签 • 倒溶液时,勿使瓶口接触容器口周围,勿使溶液溅出
5.**盖瓶塞** 倒好溶液后立即塞好瓶塞	• 必要时消毒后盖好,以防溶液污染
6.**记录** 在瓶签上注明开瓶日期及时间并签名,放回原处	• 已开启的溶液瓶内剩余溶液,可保存24小时,余液只做清洁操作用
7.**处理**	

【注意事项】

1.严格遵循无菌操作原则。

2.不可将物品伸入无菌溶液瓶内蘸取溶液;倾倒液体时不可直接接触无菌溶液瓶口;已倒出的溶液不可再倒回瓶内以免污染剩余溶液。

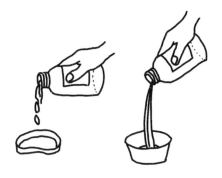

图 2-8　倒取无菌溶液法

（六）无菌手套

【目的】

预防病原微生物通过医护人员的手传播疾病和污染环境。

【操作前准备】

1.操作者准备：着装整洁、修剪指甲、取下手表、洗手、戴口罩。

2.用物准备：无菌手套。

3.环境准备：清洁、宽敞、明亮、定期消毒。

【操作步骤】

步　骤	要点与说明
1.**查对**　检查并核对无菌手套袋外的号码、灭菌日期；包装是否完整、干燥	● 选择适合的手套号码
2.**打开手套袋**　将手套袋平放于清洁、干燥的桌面上打开	
3.**取、戴手套**　两手同时掀开手套袋开口处,用一手拇指和食指同时捏住两只手套的反折部分,取出手套,戴好(见图2-9)	● 手套外面(无菌面)不可触及任何非无菌物品 ● 不可强拉手套
4.**调整**　将手套的翻边扣套在工作服衣袖外面,双手对合交叉检查是否漏气,并调整手套位置	
5.**脱手套**　用戴着手套的手捏住另一手套腕部外面,翻转脱下;再将脱下手套的手伸入另一手套内,捏住内面边缘将手套向下翻转脱下	● 勿使手套外面(污染面)接触到皮肤
6.**处理**　按要求整理用物并处理	● 弃置手套于黄色医疗垃圾袋内
7.**洗手,脱口罩**	

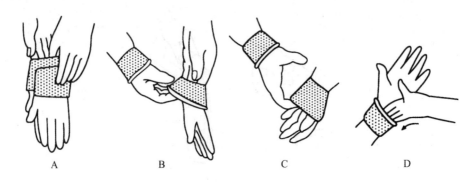

图2-9　戴手套法

A.两手指捏住两只手套的反褶部分,对准五指
B.戴好手套的手指插入另一只手套的反褶内面
C.将一只手套的翻边扣套在工作服衣袖外面
D.将另一只手套的翻边扣套在工作服衣袖外面

【注意事项】

1.严格遵循无菌操作原则。

2.修剪指甲以防刺破手套。

3.戴手套时手套外面（无菌面）不可触及任何非无菌物品；已戴手套的手不可触及未戴手套的手及另一手套的内面；未戴手套的手不可触及手套的外面。

4.戴手套后，双手应始终保持在腰部或操作台面以上视线范围内的水平，如发现有破损或可疑污染应立即更换。

5.脱手套时，应翻转脱下，避免强拉，注意勿使手套外面（污染面）接触到皮肤；脱手套后应洗手。

6.诊疗护理不同患者之间应更换手套；一次性手套应一次性使用；戴手套不能替代洗手，必要时进行手消毒。

第四节　隔离技术

隔离（isolation）是采用各种方法、技术，防止病原体从患者及携带者传播给他人的措施。通过隔离可以切断感染链，将传染源、高度易感人群安置在指定地点，暂时避免和周围人群接触，防止病原微生物在患者、工作人员及媒介物中扩散。

一、概述

（一）基本概念

1.清洁区：进行呼吸道传染病诊治的病区中不易受到患者血液、体液和病原微生物等物质污染及传染病患者不应进入的区域，包括医护人员的值班室、卫生间、更衣室、浴室以及储物间、配餐间等。

2.潜在污染区：也称半污染区，指进行呼吸道传染病诊治的病区中位于清洁区与污染区之间、有可能被患者血液、体液和病原微生物等物质污染的区域，包括医护人员的办公室、治疗室、护士站、患者用后的物品以及医疗器械等的处理室、内走廊等。

3.污染区：指进行呼吸道传染病诊治的病区中传染病患者和疑似传染病患者接受诊疗的区域，包括被其血液、体液、分泌物、排泄物污染物品暂存和处理的场所，如病室、处置室、污物间以及患者入院、出院处理室等。

4.两通道：指进行呼吸道传染病诊治的病区中的医护人员通道和患者通道。医护人员通道、出入口设在清洁区一端，患者通道、出入口设在污染区一端。

5.缓冲间：指进行呼吸道传染病诊治的病区中清洁区与潜在污染区之间、潜在污染区与污染区之间设立的两侧均有门的小室，为医护人员的准备间。

6.负压病区：也称负压病室，指通过特殊通风装置，使病区（病室）的空气按照由清洁区向污染区流动，使病区（病室）内的压力低于室外压力。

7.标准预防：针对医院所有患者和医护人员采取的一组预防感染措施，包括手卫生，根据预期可能的暴露选用手套、隔离衣、口罩、护目镜或防护面屏以及安全注射，也包括穿戴合适的防护用品处理患者环境中被污染的物品与医疗器械。

（二）隔离原则

1.医院建筑布局合理，符合隔离要求。医院建筑设计和服务流程满足医院感染控制要求，区域划分明确，标识清楚。

2.隔离标志明确，卫生设施齐全。根据隔离种类，在病室或病床前悬挂隔离标志，并采取相应的隔离措施，如门口的消毒脚垫、门外的洗手池、消毒泡手用物以及隔离衣悬挂架等。

3.严格执行服务流程，加强三区管理。明确服务流程，保证洁、污分开，防止因人员流程、物品流程交叉导致污染。

4.隔离病室环境定期消毒，物品处置规范。

5.实施隔离教育，加强隔离患者的心理护理。在严格执行隔离要求的同时，要对患者热情、关心，减轻患者的心理恐惧或因被隔离产生的孤独、自卑感。

6.掌握解除隔离的标准。传染性分泌物三次培养结果均为阴性或已渡过隔离期，医生开出医嘱后，方可解除隔离。

7.终末处理：（1）患者的终末处理：患者出院或转科前应沐浴，换上清洁衣服，个人用物必须消毒后才能带离隔离区；如果患者死亡，原则上衣物一律焚烧，尸体必须用中效以上消毒剂进行消毒处理，并用浸透消毒液的棉球填塞口、鼻、耳、阴道、肛门等孔道，一次性尸单包裹后，装入尸袋内密封再送太平间；（2）病室及物品的终末处理：关闭病室门窗、打开床旁桌、摊开棉被、竖起床垫，用消毒液熏蒸或用紫外线照射；打开门窗，用消毒液擦拭家具、地面；体温计用消毒液浸泡，血压计及听诊器放熏蒸箱消毒；被服类消毒处理后再清洗。

二、隔离种类及措施

目前，隔离预防主要是在标准预防的基础上，实施两大类隔离：一是基于传染源特点切断疾病传播途径的隔离，二是基于保护易感人群的隔离。

（一）基于切断传播途径的隔离预防

确认的感染性病原微生物的传播途径主要有三种：接触传播、空气传播和飞沫传播。

1.接触传播的隔离与预防

接触传播的隔离与预防是对确诊或可疑感染了经接触传播的疾病，如肠道感染、多重耐药菌感染、皮肤感染等，采取的隔离与预防。在标准预防的基础上，隔离措施包括：

（1）隔离病室使用蓝色隔离标志。

（2）限制患者的活动范围，根据感染疾病类型确定入住单人隔离室还是同病种感染者同室隔离。原则上禁止探陪，探视者需要进入隔离室时应采取相应的隔离措施。

（3）减少患者的转运，如需要转运时，应采取有效措施，减少对其他患者、医护人员和环境表面的污染。

（4）进入隔离室前必须戴好口罩、帽子，从事可能污染工作服的操作时，应穿隔离衣；离开病室前，脱下隔离衣，按要求悬挂，每天更换清洗与消毒；或使用一次性隔离衣，用后按医疗废物管理要求进行处置。接触甲类传染病应按要求穿脱、处置防护服。

（5）接触隔离患者的血液、体液、分泌物、排泄物等物质时应戴手套；离开隔离病室前、接触污染物品后应脱下手套，洗手和（或）手消毒。手上有伤口时应戴双层手套。

（6）患者接触过的一切物品，如被单、衣物、换药器械等，均应先灭菌，然后再进行清洁、消毒、灭菌。被患者污染的敷料应装袋标记后进行焚烧处理。

2.空气传播的隔离与预防

空气传播的隔离与预防是对经空气传播的呼吸道传染性疾病，如肺结核、水痘等，采取的隔离与预防。在标准预防的基础上，隔离措施包括：

（1）隔离病室使用黄色隔离标志。

（2）相同病原引起感染的患者可居一室，通向走道的门窗需要关闭。有条件时，尽量使隔离病室远离其他病室或使用负压病室。无条件收治时，尽快转送至有条件收治呼吸道传染病的医疗机构进行治疗，并注意转运过程中医护人员的防护。

（3）当患者病情允许时，应戴外科口罩，定期更换，并限制患者活动范围。同时为患者准备专用的痰杯，口鼻分泌物需经消毒处理后方可丢弃。被患者污染的敷料应装袋标记后焚烧或做消毒、清洁，再消毒处理。

（4）严格进行空气消毒。

（5）医护人员严格按照区域流程，在不同的区域，穿戴不同的防护用品，离开时按要求摘脱，并正确处理使用后物品。

（6）进入确诊或可疑传染病患者房间时，应戴帽子、医用防护口罩；进行可能产生喷溅的诊疗操作时，须戴护目镜或防护面罩，穿防护服；当接触患者及其血液、体液、分泌物、排泄物等物质时，应戴手套。

3.飞沫传播的隔离与预防

飞沫传播的隔离与预防是对经飞沫传播的疾病，如百日咳、流行性感冒、病毒性腮腺炎等，采取的隔离与预防。在标准预防的基础上，隔离措施包括：

（1）隔离病室使用粉色隔离标志。

（2）同空气传播的隔离与预防的第（2）（3）项。

（3）患者之间、患者与探视者间相隔距离在1 m以上，探视者应戴外科口罩。

（4）加强通风或进行空气消毒。

（5）医护人员严格按照区域流程，在不同的区域，穿戴不同的防护用品，离开时按要求摘脱，并正确处理使用后物品。

（6）与患者近距离（1 m以内）接触时，应戴帽子、医用防护口罩；进行可能产生喷溅的诊疗操作时，应戴护目镜或防护面罩，穿防护服；当接触患者及其血液、体液、分泌物、排泄物等物质时，应戴手套。

4.其他传播途径疾病的隔离与预防

对于其他传播途径疾病应根据疾病的特性，采取相应的隔离与防护措施。

（二）基于保护易感人群的隔离预防

保护性隔离（protective isolation）是以保护易感人群作为制订措施的主要依据而采取的隔离，也称反向隔离，适用于抵抗力低下或极易感染的患者，如严重烧伤、早产儿、白血病、脏器移植及免疫缺陷等患者。其隔离的主要措施有：

1.设专用隔离室：患者应住单间病室，室外悬挂明显的隔离标志。病室内空气应保持正压通风，定时换气，地面、家具等均应每天进行严格消毒。

2.进出隔离室要求：凡进入病室内人员应穿戴灭菌后的隔离衣、帽子、口罩、手套及拖鞋；未经消毒处理的物品不可带入隔离区域；接触患者前、后及护理另一位患者前均应洗手。

3.污物处理：患者的引流物、排泄物、被其血液及体液污染的物品，应及时分装密闭，标记后送指定地点。

4.探陪要求：凡患呼吸道疾病者或咽部带菌者，包括工作人员，均应避免接触患者；原则上不予探视，探视者需要进入隔离室时应采取相应的隔离措施。

三、隔离技术

（一）帽子、口罩

帽子可防止工作人员的头屑飘落、头发散落或被污染，分为一次性帽子和布制帽子。

口罩能阻止对人体有害的可见或不可见的物质被吸入呼吸道，也能防止飞沫污染无菌物品或清洁物品。口罩包括三类：纱布口罩、外科口罩、医用防护口罩。

1.使用帽子的注意事项：（1）进入污染区和洁净环境前、进行无菌操作等应戴帽子；（2）帽子要大小合适，能遮住全部头发；（3）被患者血液、体液污染后应及时更换；（4）一次性帽子应一次性使用后，放入医疗垃圾袋集中处理；（5）布制帽子保持清洁干燥，每次使用后或每天进行更换与清洁。

2.使用口罩的注意事项：（1）应根据不同的操作要求选用不同种类的口罩：一般诊疗活动，可佩戴纱布口罩或外科口罩；手术室工作或护理免疫功能低下患者、进行体腔穿刺等操作时，应戴外科口罩；接触经空气传播或近距离接触经飞沫传播的呼吸道传染病患者时，应戴医用防护口罩。（2）始终保持口罩的清洁、干燥。（3）纱布口罩应每天更换、清洁与消毒，遇污染时及时更换；医用外科口罩只能一次性使用。（4）正确佩戴口罩；戴上口罩后，不可用污染的手触摸口罩。（5）脱口罩前后应洗手，使用后的一次性口罩应放入医疗垃圾袋内，以便集中处理。

（二）护目镜、防护面罩

护目镜能防止患者的血液、体液等具有感染性物质溅入眼部。防护面罩能防止患者的血液、体液等具有感染性物质溅到面部。适用于：（1）在进行诊疗、护理操作，可能发生患者血液、体液、分泌物等喷溅时；（2）近距离接触经飞沫传播的传染病患者时；（3）为呼吸道传染病患者进行气管切开、气管插管等近距离操作，可能发生患者血液、体液、分泌物喷溅时，应使用全面型防护面罩。

戴护目镜、防护面罩前应检查有无破损，佩戴装置有无松脱；佩戴后应调节舒适度；摘下护目镜、防护面罩时应捏住靠头或耳朵的一边，放入医疗垃圾袋内，如需重复使用，放入回收容器内，以便清洁、消毒。

（三）穿、脱隔离衣

隔离衣用于保护医护人员避免受到患者的血液、体液和其他感染性物质污染，或用于保护患者避免感染的防护用品，分为一次性隔离衣和布制隔离衣。一次性隔离衣通常用无纺布制作，由帽子、上衣和裤子组成，可分为连身式、分身式两种。

【目的】

保护医护人员避免受到患者的血液、体液和其他感染性物质污染，或用于保护患者避免感染。

【操作前准备】

1.操作者准备：着装整洁；修剪指甲、取下手表；卷袖过肘、洗手、戴口罩。

2.用物准备：隔离衣一件，挂衣架，手消毒用物。

3.环境评估：清洁、宽敞。

【操作步骤】

步　骤	要点与说明
▲穿隔离衣	•隔离衣应后开口,能遮住全部衣服和外露的皮肤
1.评估 患者的病情、治疗与护理、隔离的种类及措施、穿隔离衣的环境	•根据隔离种类确定是否穿隔离衣,并选择其型号
2.取衣 查对隔离衣,手持衣领取衣,将隔离衣清洁面朝向自己,污染面向外,衣领两端向外折齐,对齐肩缝,露出肩袖内口(见图2-10、2-11)	•查对隔离衣是否干燥、完好、大小是否合适,有无穿过;确定清洁面和污染面 •隔离衣的衣领和隔离衣内面视为清洁面

续表

3.**穿袖** 一手持衣领,另一手伸入一侧袖内,将衣袖穿好(见图2-12);换手持衣领,穿好另一袖(见图2-13)	
4.**系领** 两手持衣领,由领子中央顺着边缘由前向后系好衣领(见图2-14)	● 系衣领时袖口不可触及衣领、面部和帽子
5.**系袖口** 扣好袖口或系上袖带(见图2-15)	● 需要时用橡皮圈束紧袖口
6.**系腰带** 将隔离衣一边逐渐向前拉,见到衣边捏住(见图2-16),同法捏住另一侧衣边(见图2-17)。两手在背后将衣边边缘对齐(见图2-18),向一侧折叠(见图2-19),一手按住折叠处,另一手将腰带拉至背后折叠处,腰带在背后交叉,回到前面打一活结系好(见图2-20)	● 后侧边缘须对齐,折叠处不能松散 ● 手不可触及隔离衣的内面 ● 如隔离衣后侧下部边缘有衣扣,则扣上 ● 穿好隔离衣后,双臂保持在腰部以上,视线范围内;不得进入清洁区,避免接触清洁物品
▲ **脱隔离衣**	
1.**解腰带** 解开腰带,在前面打一活结(见图2-21)	● 如隔离衣后侧下部边缘有衣扣,则先解开
2.**解袖口** 解开袖口,在肘部将部分衣袖塞入工作衣袖内(见图2-22),充分暴露双手	● 不可使衣袖外侧塞入袖内
3.**消毒双手**	● 不能沾湿隔离衣
4.**解衣领** 解开领带(或领扣,见图2-23)	● 保持衣领清洁
5.**脱衣袖** 一手伸入另一侧袖口内(见图2-24),拉下衣袖过手(遮住手),再用衣袖遮住的手在外面握住另一衣袖的外面并拉下袖子(见图2-25),两手在袖内使袖子对齐,双臂逐渐退出(见图2-26)	● 衣袖不可污染手及手臂 ● 双手不可触及隔离衣外面 ● 如使用一次后即更换,将隔离衣污染面向里,衣领及衣边卷至中央,放入污衣袋内清洗消毒后备用
6.**挂衣钩** 双手持领,将隔离衣两边对齐,挂在衣钩上(见图2-27);不再穿的隔离衣,脱下后清洁面向外,卷好投入医疗污物袋中或回收袋内	
7.**洗手**	

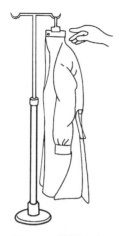

图2-10 取隔离衣

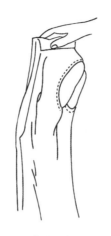

图2-11 清洁面朝向自己，露出肩袖内口

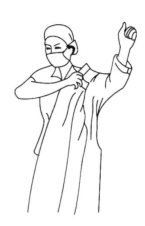

图2-12 穿一只衣袖

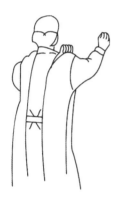

图2-13 穿另一只衣袖

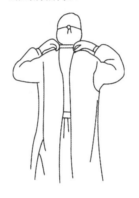

图2-14 系衣领

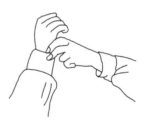

图2-15 系袖口

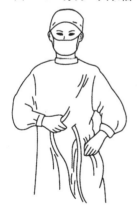

图2-16 将一侧衣边拉到前面

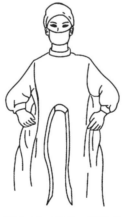

图2-17 将另一侧衣边拉到前面

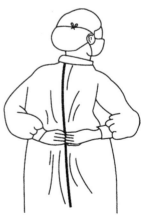

图2-18 将两侧衣边在背后对齐

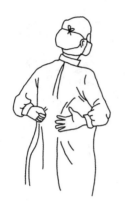

图2-19 将对齐的衣边
向一边折叠

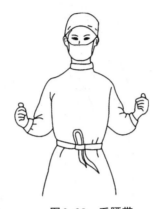

图2-20 系腰带

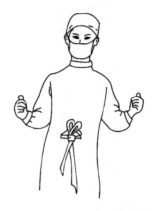

图2-21 解开腰带在前
面打一活结

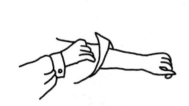

图2-22 翻起袖口,将衣袖向上拉

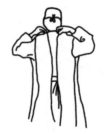

图2-23 解衣领

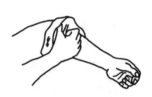

图2-24 拉下衣袖

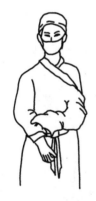

图2-25 一手在袖口内
拉另一衣袖的污染面

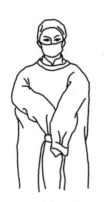

图2-26 双袖对齐,双臂
逐渐退出隔离衣

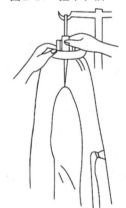

图2-27 双手持领,将隔
离衣两边对齐,挂在衣钩上

【注意事项】

1.隔离衣只能在规定区域内穿脱,穿前检查隔离衣是否符合标准。

2.隔离衣每日更换,如有潮湿或污染,应立即更换。

3.穿脱隔离衣过程中避免污染衣领、面部、帽子和清洁面,始终保持衣领清洁。

4.穿好隔离衣后，双臂保持在腰部以上，视线范围内；不得进入清洁区，避免接触清洁物品。

5.消毒手时不能沾湿隔离衣，隔离衣也不可触及其他物品。

6.脱下的隔离衣如挂在半污染区，清洁面向外；挂在污染区，则污染面向外。

7.下列情况应穿隔离衣：（1）接触经接触传播的感染性疾病的患者，如传染病患者、多重耐药菌感染等患者时；（2）对患者实行保护性隔离时，如大面积烧伤、骨髓移植等患者的诊疗、护理时；（3）可能受到患者的血液、体液、分泌物、排泄物喷溅时。

（四）穿、脱防护服

医护人员在接触甲类或按甲类传染病管理的传染病患者时须穿防护服。防护服应具有良好的防水、抗静电和过滤效能，无皮肤刺激性，穿脱方便，结合部严密，袖口、脚踝口应为弹性收口。防护服属于一次性防护用品，分连体式和分体式两种。

（五）避污纸

避污纸是备用的清洁纸片，做简单隔离操作使用，使用避污纸可保持双手或物品不被污染，以省略消毒程序。取避污纸时，应从页面抓取，不可掀开撕取，并注意保持避污纸清洁以防交叉感染。避污纸用后弃于污物桶内，集中焚烧处理。

（六）鞋套、防水围裙

鞋套应具有良好的防水性能，并一次性使用。使用人应在规定区域内穿鞋套，离开该区域时应及时脱掉放入医疗垃圾袋内，发现鞋套破损应及时更换。

防水围裙主要用于可能受到患者的血液、体液、分泌物及其他污染物质喷溅、进行复用医疗器械的清洗时，分为两种：（1）重复使用的围裙，每班使用后应及时清洗与消毒；遇有破损或渗透时，应及时更换。（2）一次性使用的围裙，应一次性使用，受到污染时应及时更换。

（李惠菊）

第三章　患者卧位、转运与安全技术

入院患者中有相当一部分因疾病或损伤不能自主改变体位，不能独立行走、转移，不能进行自我安全防护，需要医护人员进行指导和帮助。

第一节　常用卧位及其应用

卧位（lying position）即患者休息和适应医疗护理需要时所采取的卧床姿势。临床上为达到诊断和治疗疾病的目的，医护人员常常需要协助患者采取不同的卧位。

一、用于检查和治疗的常用卧位

（一）仰卧位

仰卧位也称平卧位，指患者背部平躺在床上。根据病情或检查、治疗的需要可分为：

1.去枕仰卧位：患者去枕仰卧，头偏向一侧，两臂放于身体两侧，两腿伸直，自然放置，将枕横立于床头（见图3-1）。此卧位适用于昏迷或全身麻醉未清醒的患者，用以预防呕吐物误入气管引起窒息或肺部并发症，也可适用于椎管内麻醉或脊髓腔穿刺后的患者，用以预防颅内压减低所引起的头痛。

2.中凹卧位：适用于休克患者。抬高头胸部10°～20°，有利于保持气道通畅，改善通气功能，从而改善缺氧症状。抬高下肢20°～30°，有利于静脉血回流，增加心排出量而使休克症状得到缓解（见图3-2）。

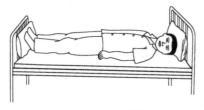

图3-1　去枕仰卧位

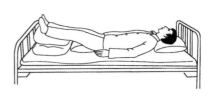

图3-2　中凹卧位

3.屈膝仰卧位：适用于腹部检查或接受导尿、会阴冲洗等。患者仰卧，头下垫枕，两臂放于身体两侧，两膝屈起，并稍向外分开（见图3-3）。检查或操作时注意保暖及保护患者隐私。

（二）侧卧位

患者侧卧，两臂屈肘，一手放在枕旁，一手放在胸前，下腿伸直，上腿弯曲（见图3-4）。必要时两膝之间、胸腹部、后背部放置软枕，以扩大支撑面，增加稳定性，使患者感到舒适与安全。此卧位适用于灌肠、肛门检查及配合胃镜、肠镜检查等，还适用于侧卧位与平卧位交替，预防压疮。在进行臀部肌内注射时，患者可采取侧卧位，但须上腿伸直，下腿弯曲，以放松注射部位肌肉。

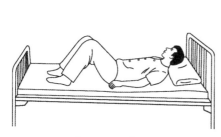

图3-3 屈膝仰卧位　　　　　　　　　图3-4 侧卧位

（三）辛氏卧位

患者左侧卧位，左臂置于身后，右臂置于舒适位，左腿伸直，右腿屈髋屈膝（见图3-5）。屈曲的膝下可垫一软枕，以增加稳定性。辛氏卧位适用于直肠和产后会阴部检查，检查时注意保暖和保护患者隐私。

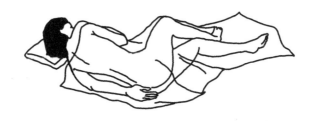

图3-5 辛氏卧位

（四）坐卧位

坐卧位用于促进引流和改善呼吸，常用坐卧位有：半坐卧位（见图3-6）、端坐位（见图3-7）。

1.半坐卧位

患者仰卧，先摇起床头支架使上半身抬高，与床呈30°～50°，再摇起膝下支架，以防患者下滑。必要时，床尾可置一软枕，垫于患者的足底，增进患者的舒适感，防止足底触及床尾栏杆。放平时，先摇平床头支架。某些面部及颈部手术后的患者，采取半坐卧位可减少局部出血。胸腔疾病、胸部创伤或心脏疾病引起呼吸困难的患者，采取半坐卧位，由于重力作用，部分血液滞留于下肢和盆腔，回心血量减少，从而减轻肺瘀血和心脏负担，同时可使膈肌位置下降，胸腔容量扩大，减轻腹腔内脏器对心肺的压力，肺活量增加，有利于气体交换，使呼吸困难的症状得到改善。腹腔、盆腔手术后或有炎症的患者，采取半坐卧位，可使腹腔渗出液流入盆腔，促使感染局限，便于引流。由于盆腔腹膜抗感染性强，而吸收较弱，故可防止炎症扩散和毒素吸收，减轻中毒反应。同时，采取半坐卧位还可以防止感染向上蔓延引起膈下脓肿。此外，腹部手术后的患者采取半坐卧位可松弛腹肌，减轻腹部切口缝合处的张力，缓解疼痛，有利于切口愈合。体质虚弱的患者在疾病恢复期，可采取半坐卧位，有利于患者向站立位过渡，使其逐渐适应体位改变。

2.端坐位

扶患者坐起，身体稍向前倾，床上放一跨床小桌，桌上放软枕，患者可伏桌休息，并用床头支架或靠背架将床头抬高70°～80°，背部放置一软枕，使患者同时向后倚靠，膝下支架抬高15°～20°。必要时加床档，以保证患者安全。左心衰竭、心包积液、支气管哮喘发作的患者，由于极度呼吸困难，被迫日夜端坐，可安置于端坐位。

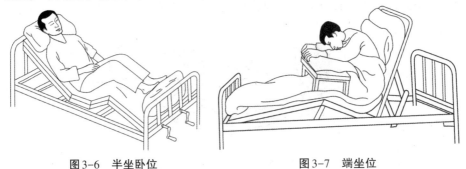

图3-6　半坐卧位　　　　　　　　　　　　图3-7　端坐位

（五）俯卧位

患者俯卧，两臂屈曲放于头的两侧，两腿伸直；胸下、髋部及踝部各放一软枕，头偏向一侧（见图3-8）。俯卧位适用于：腰背部检查或配合胰、胆管造影检查时；脊椎手术后或腰、背、臀部有伤口，不能平卧或侧卧的患者；胃肠胀气导致腹痛时，采取俯卧位，使腹腔容积增大，可缓解胃肠胀气所致的腹痛。

（六）头低足高位

患者仰卧，将一软枕横立于床头，以防碰伤头部。床尾用支托物垫高15～30 cm（见图3-9）。处于这种体位的患者会感到不适，因而不宜过长时间使用。此卧位适用于肺部分泌物引流、十二指肠引流术、妊娠胎膜早破和跟骨或胫骨结节牵引。颅内高压者禁用。

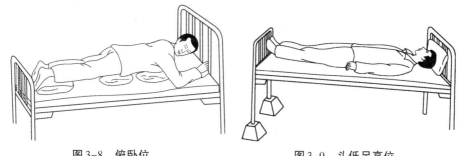

图3-8　俯卧位　　　　　　　　图3-9　头低足高位

（七）头高足低位

患者仰卧，床头用支托物垫高 15～30 cm（见图3-10）或根据病情而定，床尾横立一枕。如果为电动床，可使整个床面向床尾倾斜。此卧位适用于颈椎骨折、颅骨牵引、减轻颅内压及颅脑手术后的患者。

（八）膝胸卧位

患者跪卧，两小腿平放于床上，稍分开；大腿和床面垂直，胸贴床面，腹部悬空，臀部抬起，头转向一侧，两臂屈肘，放于头的两侧（见图3-11）。此卧位适用于肛门、直肠、乙状结肠镜检查及治疗，矫正胎位不正或子宫后倾，促进产后子宫复原。

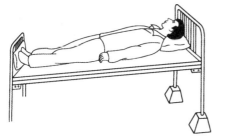
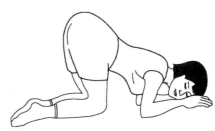

图3-10　头高足低位　　　　　　图3-11　膝胸卧位

（九）截石位

患者仰卧于检查台上，两腿分开，放于支腿架上（支腿架上放软垫），臀部齐台边，两手放在身体两侧或胸前（见图3-12），注意遮挡患者及保暖。此卧位适用于会阴、肛门部位的检查、治疗和手术，如膀胱镜、妇产科检查、阴道灌洗、产妇分娩等。

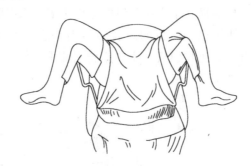

图3-12　截石位

二、卧位的变换

（一）卧位变换的要求

1.维持功能性躯体对线。

2.促进患者的舒适和合作。

3.预防压疮和进行活动。

4.遵循正确的人体力学原则。

5.正确搬移患者的身体，减轻疼痛和预防损伤。

6.遵循正确的操作步骤。

7.在需要搬动体重较大的患者时，及时寻求帮助。

（二）协助患者变换卧位的技术

方法一：协助患者移向床头法

【目的】

协助已滑向床尾而自己又不能移动的患者移向床头。

【操作前准备】

1.评估并解释：评估患者的年龄、意识、活动能力；向患者及其家属解释操作的目的、过程及配合方法，说明操作要点。

2.患者准备：情绪稳定，愿意合作；了解操作的目的和配合要点。

3.操作者准备：着装整洁，洗手，视患者情况决定操作者人数。

4.用物准备：根据病情准备好枕头等物品。

5.环境准备：整洁，安静，温度适宜，光线充足。

【操作步骤】

步 骤	要点与说明
1.**核对、解释** 携用物至患者床旁,核对患者的床号、姓名,向患者说明操作的目的及有关事项	• 确认患者
2.**固定** 床脚轮	
3.**安置** 将各种导管及输液装置安置妥当,必要时将盖被折叠至床尾或一侧	• 翻身前应将导管安置妥当,翻身后应检查导管是否通畅
4.**视患者病情放平床头支架或靠背架,枕横立于床头**	• 避免撞伤患者
5.**移动患者**	
▲**一人协助患者移向床头法**	• 适用于体重较轻的患者
(1)协助患者仰卧屈膝,双手搭在操作者肩部或抓住床沿	
(2)操作者靠近床侧,两腿适当分开,一手托住患者肩部,一手托住患者臀部,同时嘱患者两脚蹬床面,挺身上移至床头	• 减少患者与床之间的摩擦
▲**二人协助患者移向床头法** (1)患者仰卧屈膝	• 适用于体重较重或病情较重的患者
(2)两位操作者分别站在床的两侧,交叉托住患者的颈肩部及臀部,同时抬起患者移向床头;也可让两位操作者站在床的同侧,一人托住颈肩、腰部,另一人托住臀部、腘窝部,同法移向床头	

方法二:协助患者翻身侧卧法

【目的】

协助不能起床的患者翻身侧卧,预防压疮、坠积性肺炎等并发症,或满足检查、治疗、护理的需要。

【操作前准备】

1.评估并解释:评估患者的年龄、意识、活动能力;向患者及其家属解释操作的目的及注意事项。

2.患者准备:情绪稳定,愿意合作;了解操作的目的和配合要点。

3.操作者准备:着装整洁,洗手,视患者情况决定操作者人数。

4.用物准备:根据病情准备好枕头、床档。

5.环境准备:整洁,安静,温度适宜,光线充足,必要时进行遮挡。

【操作步骤】

步　　骤	要点与说明
1.**核对、解释** 携用物至患者床旁,核对患者的床号、姓名,向患者说明操作目的及有关事项	• 确认患者
2.**固定** 床脚轮	
3.**安置** 将各种导管及输液装置安置妥当,必要时将盖被折叠至床尾或一侧	• 翻身前应将导管安置妥当,翻身后应检查导管是否通畅
4.**协助卧位** 协助患者仰卧,两手放于腹部,两腿屈曲	• 避免撞伤患者
5.**翻身**	
▲**一人协助患者翻身侧卧法**(见图3-13)	• 适用于体重较轻的患者
(1)先将患者肩、臀部移向操作者侧床沿,再移双下肢	• 不可拖拉患者
(2)操作者一手扶肩,一手扶膝部,轻推患者转向操作者对侧,使其背向操作者	
▲**两人协助患者翻身侧卧法**(见图3-14)	• 适用于体重较重或病情较重的患者
(1)两位操作者站在床的同侧,一人托住患者的颈肩部及腰部,另一人托住臀部及腘窝,两人同时抬起患者移向近侧	• 让患者尽量靠近自己,以达到节力的目的
(2)两位操作者分别扶住患者的肩、腰和臀、膝部,同时轻轻将患者翻转向对侧	• 两人动作应协调平稳
▲**轴线翻身法** (见图3-15)	• 适用于颅骨牵引、脊髓损伤、脊椎手术、髋关节术后的患者
(1)帮助患者移去枕头,松开被尾	
(2)三位操作者分别站于患者同侧,将患者平移至操作者同侧床旁	
(3)患者有颈椎损伤时,第一位操作者固定患者头部,沿纵轴向上略加牵引,使头、颈随躯干一起缓慢移动,第二位操作者将双手分别置于肩部、腰部,第三位操作者将双手分别置于腰部、臀部,使头、颈、肩、腰、髋保持在同一水平线上,翻转至侧卧位。患者无颈椎损伤时,可由两位操作者完成轴线翻身	• 保持患者脊椎平直 • 翻转角度不超过60°
6.**舒适安全** 按侧卧位的要求,分别在背部、胸前、两膝间放置软枕,使其舒适;必要时使用床档	• 促进舒适,预防关节挛缩
7.**检查安置** 检查并安置患者肢体各关节处于功能位置;各种管道保持通畅	
8.**记录交班** 观察背部皮肤并进行护理,记录翻身时间及皮肤情况,做好交接班	

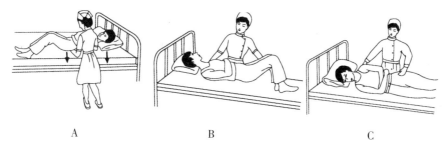

图 3-13　一人协助患者翻身侧卧法

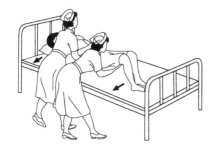

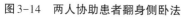

图 3-14　两人协助患者翻身侧卧法

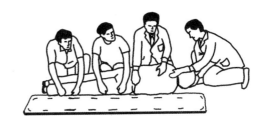

图 3-15　轴线翻身法

第二节　辅助及防护用具的使用

安全（safety）指平安，无危险、无伤害。患者在接受诊治和护理的过程中，可能会遭遇各种不安全因素，医护人员有必要采取防范措施以保护患者的安全。

一、保护性约束

为防止小儿、坠床概率高的患者、精神病患者、皮肤瘙痒者以及实施某些特殊手术者由于身体或肢体的过度活动出现意外、自伤或伤人行为，使用保护性约束用具限制患者身体某部位的活动。

（一）常用的保护性约束用具的种类

常用的保护性约束用具有床档、各类约束带和支被架（见图 3-16～图 3-21）。

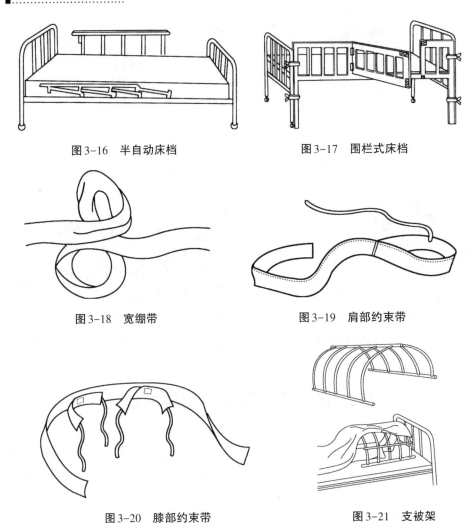

图 3-16　半自动床档　　　　　　图 3-17　围栏式床档

图 3-18　宽绷带　　　　　　图 3-19　肩部约束带

图 3-20　膝部约束带　　　　　　图 3-21　支被架

（二）保护性约束技术

【目的】

限制不合作的患者身体或肢体的过度活动，确保治疗、护理工作的顺利进行；防止患者自伤或伤人，确保患者安全。

【操作前准备】

1.评估并解释：评估患者的年龄、意识、活动能力；需要约束部位的皮肤和四肢末梢血液循环的情况；患者和家属心理状况，对使用约束带的认知和接受程度。

2.患者准备：为生活不能自理的患者更换尿布或协助排大小便。

3.操作者准备：着装整洁，洗手，视患者情况决定操作者人数。

4.用物准备：根据约束的种类准备约束用具。

5.环境准备：整洁，安静，温度适宜，光线充足，必要时进行遮挡。

【操作步骤】

步　骤	要点与说明
1.**核对、解释**　核对患者床号、姓名；告知患者和家属使用约束的目的、约束的部位、约束的方法和使用时间，并与家属签订知情同意书	• 保护性约束属制动措施,使用时间不宜过长,病情稳定或者治疗结束后,应及时解除约束
2.**体位**　将患者肢体摆放于功能位,同时符合病情要求	
3.**使用约束带**	• 约束带须系成活结,松紧适宜,以能伸进1~2根手指、患者活动时肢体不易脱出、不影响血液循环为宜
▲**肢体约束法**	
(1)暴露患者腕部或者踝部	
(2)用棉垫包裹腕部或踝部	
(3)将约束带打成双套结(见图3-22),套在棉垫外,稍拉紧,确保肢体不脱出	
(4)将约束带系于两侧床缘	
▲**肩部约束法**	• 固定约束带于床缘、床头(肩约束)或座椅上(约束背心),约束带不能系在床栏上,防止放下床栏时损伤患者
(1)暴露患者双肩	
(2)在患者双侧腋下垫棉垫	
(3)将约束带袖筒套于患者两侧肩部,细带在胸前打结固定,两条宽带系于床头(见图3-23)	
(4)必要时,可将枕横立于床头,将大单斜折成长条,做肩部约束(见图3-24)	
▲**膝部约束法**	
(1)暴露患者膝部	
(2)在患者两膝之间垫棉垫	
(3)将约束带横放于两膝上,宽带下的两头带各固定一个膝关节,然后将宽带两端系于床缘(见图3-25)	
(4)必要时,使用大单进行膝部固定(见图3-26)	
▲**全身约束法**	
多用于患儿的约束	
(1)将大单折成自患儿肩部至踝部的长度,将患儿放于中间	
(2)用靠近操作者一侧的大单紧紧包裹同侧患儿的手足至对侧,自患儿腋窝下掖于身下,再将大单的另一侧包裹手臂及身体后,紧掖于靠操作者一侧身下(见图3-27)。如患儿过分活动,可用绷带系好	
4.**告知**　应保持肢体适当的活动度,定时松解约束带	

续表

步　　骤	要点与说明
5.观察 (1)观察患者局部皮肤、肢体末梢循环情况(如皮肤颜色、温度、感觉、动脉搏动、毛细血管充盈时间等)及约束效果。使用约束衣或约束背心时,观察患者的呼吸和面色 (2)询问患者感受 (3)观察约束相关并发症并及时处理	●约束部位皮肤苍白、发绀、麻木、刺痛、冰冷时,应立即放松约束带 ●翻身或搬动患者时,应松解约束带。松解约束带时,需加强看护,防止意外的发生 ●需较长时间约束者,每2小时松解约束带1次,间歇15~30分钟,并活动肢体,协助患者翻身
6.记录 约束原因、部位、约束带的数目,起止和间隔时间,约束部位皮肤状况等,并做好交接班	

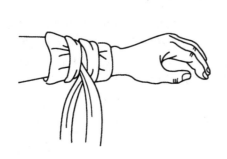

图3-22　宽绷带腕部约束法

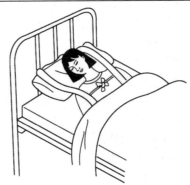

图3-23　肩部约束带固定法

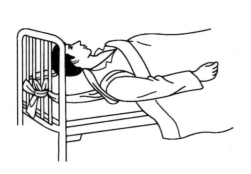

图3-24　肩部大单固定法

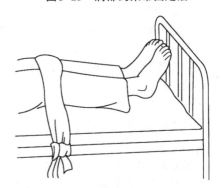

图3-25　膝部约束带固定法

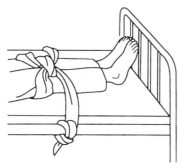
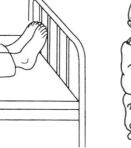
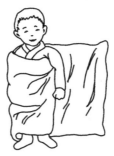
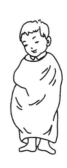

图 3-26　膝部大单固定法　　　　　　　　　图 3-27　小儿全身约束法

二、助行辅具

助行辅具（walking aids）是用来辅助人体支撑体重、保持平衡和行走的器具，主要用于平地步行和上、下楼梯。

（一）常见的助行辅具种类

常见的助行辅具有杖类、助行架和轮椅。

1.杖类

杖类助行辅具可分为腋杖、肘杖、前臂支撑拐、手杖等。手杖适用于年老体弱或下肢病情较轻者。腋杖和肘杖适用于下肢功能损害较重的患者。由于腋杖影响腋下血运，长期使用影响上肢功能，建议选用臂（肘）杖。

手杖的选择依据是：站立位测量时，大转子的高度即为手杖的长度及把手的位置；仰卧位测量时，患者双手放在身旁，屈肘约20°～30°，测量尺骨茎突到足跟外侧15 cm处的距离，然后加2.5 cm的鞋底厚度即为手杖高度。

腋杖的长度为身长减去41 cm，或腋窝下5 cm，站立时大转子的高度即为把手的位置，仰卧位时把手的高度测量方法同手杖测量方法。

肘杖长度为肘横纹下约5 cm，即前臂肌腹最饱满处，把手高度测量方法同手杖测量方法。

前臂支撑拐的高度为站立位测量时，患者肩与上肢放松，目视正前方，体重均匀分布于双足，测量自地面到尺骨鹰嘴的距离；仰卧位测量时，足底到尺骨鹰嘴的距离再加2.5 cm的鞋底厚度。

2.助行架

助行架也称步行器，包括很多种类型，大致可分为步行式和轮式两大类。步行式助行架包括固定型和折叠型助行器，适用于上肢功能完善而下肢功能损害不严重的患者。轮式助行架适用于上下肢功能均较差的患者。其他类型包括交替式助行架、后拉式助行器、前臂支撑助行架等。助行架通常应用于室内行走，高度与杖类相同。

3.轮椅

轮椅由车架、椅座、靠背、扶手、腿托架、脚踏板、大车轮、手动圈、小脚轮、制动装置、护挡板和后倾杆构成。轮椅的选择依据通常为：（1）座位宽度：坐下后臀部两侧各有2.5 cm的空隙。（2）座位长度：坐下后臀部向后最突出处至小腿腓肠肌之间的距离，并减去5～6.5 cm。（3）靠背高度：低靠背为座位面到腋窝的距离，再减去10 cm，高靠背为座位面至肩或后枕部的实际距离。（4）扶手高度：肘关节屈曲90°。前臂平放在扶手上，测量椅面至前臂下缘的高度再加上2.5 cm。（5）座位高度：坐下时膝关节屈曲90°，测量足跟至腘窝的距离。

（二）助行辅具的使用技术

【目的】

辅助身体残障或因疾病、高龄而行动不便者进行活动，以保障患者的安全。

【操作前准备】

1.评估并解释：评估患者的年龄、意识、肌力、关节活动范围及步行能力；患者及家属的心理反应、合作程度及使用助行器具的相关知识；向患者解释辅助器的使用方法、特点及配合要点。

2.患者准备：情绪稳定，愿意合作；了解操作的目的和配合要点。

3.操作者准备：着装整洁，洗手，视患者情况决定操作者人数。

4.用物准备：根据患者情况，选择合适的杖、助行架或轮椅。

5.环境准备：整洁、无障碍物。

【操作步骤】

步　骤	要点与说明
1.**核对、解释** 携用物至患者床旁,核对患者的床号、姓名,向患者说明操作目的及有关事项	
2.**协助患者使用助行器具**	
▲杖 （1）手杖 ①握法:握在患肢的对侧手,肘弯曲20°～30°,两肩保持水平 ②走法:平地时,手杖和患肢一起向前移动;上楼梯时,健侧脚先上;下楼梯时,患侧脚先下	●步伐慢、稳定性差的中风患者使用手杖的走法有:(1)迈健侧脚,迈患侧脚,拐杖前移;(2)拐杖前移,迈健侧脚,再迈患侧脚;(3)拐杖前移,迈患侧脚,再迈健侧脚

步　　骤	要点与说明
（2）腋杖 ①持拐：双手用力支撑身体，站好姿势，使双足与双拐头呈等腰三角形	●靠腋窝支撑身体易造成臂丛神经麻痹，一旦发生虽休息后可恢复，但会影响病人的情绪及其功能训练的进程
②走法：持双腋拐步行多经历迈至步、迈越步、四点步等步骤。迈至步：双拐同时向前迈出，然后支撑并向前摆动身体使双足迈至双拐落地点的邻近。迈越步：先将双拐迈出，然后支撑并向前摆动身体使双足迈越双拐的落地点着地，再将双拐前迈取得平衡。四点步：次序为迈左拐、迈右腿、迈右拐、迈左腿。两点步：一侧拐与另一侧足同时迈出。三点步：先迈出双拐，后迈出病足或不能负重的足（如骨折后等），最后迈出健足	●迈至步是开始步行时常用的方法。主要利用背阔肌来进行，步行稳定，在不平路面上也可进行，但速度较慢
▲助行架 （1）固定型与带轮助行架：双手分别握住助行架两侧的扶手，提起助行架向前移动25～30 cm后，迈出患侧脚，再移动健侧脚，如此反复前进	●选择时留意横杆的高度，低矮的前横杆会阻碍患者靠近坐厕，造成如厕时的不便 ●走路时速度要放慢，且不适合在室外及上下楼梯时使用
（2）交替式助行架：可选用两点式走法，异侧手脚同时移动；或四点式走法，健侧手先推出，再跨出患侧脚，患侧手再推出，健侧脚再跟着迈进	●穿合适的鞋子，网球鞋及系鞋带的橡胶底鞋最好
▲轮椅 （1）坐轮椅 坐姿端正、双眼平视、两肩放松、双手握住扶手，身体上部稍向前倾。臀部紧贴后靠背。大小腿之间的角度在110°～130°范围以内，以120°为最合适。两足平行、双足间距与骨盆同宽，有利于稳定骨盆，并可分担身体重量	●驱车运动时，臀部与腹肌收缩，有利于骨盆的稳定，并减少臀部的异常活动。如果身体着力在臀部说明座位太深。如果不能换以较浅的椅坐，则可将一小靠垫垂直安放在患者背后
（2）自行驱动 1）在平地上驱动轮椅：臀部坐稳，身躯保持平衡，头仰起向前。双臂向后，肘关节稍屈，手抓轮环后部，双臂向前，伸肘。此时身体略向前倾，多次重复，由于上身产生的前冲力使手臂力量增强	●驱车时，肘关节保持120°左右为宜，以减少上肢肌肉的疲劳程度 ●坐不稳的患者或下斜坡时要给患者束腰带

续表

步　骤	要点与说明
2)在斜坡上推动轮椅:①上坡:身体前倾。双手分别置于手动圈顶部之后,腕关节背伸、肩关节屈曲而内收向前推动车轮。通过转换车轮方向,使之与斜坡相交还能使轮椅在斜坡上立足。②下坡:伸展头部和肩部,并应用手制动,可将双手置于车轮前方或在维持腕关节背伸时将一掌骨顶在手动	
(3)他人推送	● 行进时速度缓慢,并随时观察患者情况
1)前进或后退:①四轮着地法:轮椅保持水平推或四轮着地。②二轮着地法:方向轮悬空,大轮着地,轮椅后倾30°推或拉	
2)上台阶:①二轮着地法,向后拖上台阶。②手柄向后下方拉,脚踩后倾杆,方向轮上台阶、提手向前上方,顺势将大轮滚上台阶、推进	
3)上下楼梯:①一人式,二轮着地法,向后拖,逐级而上;下楼梯反之。②二人式,同一人式,另一人置轮椅前方协助。③四人式,同一人式,轮椅前后方各二人,协调一致	
3.观察、记录　助行辅具的使用情况	

第三节　移动和搬运患者

在患者入院、接受检查或治疗、出院时,凡不能自行移动的患者均需医护人员根据患者的病情选择不同的运送工具（如轮椅、平车或担架等）进行转运。

一、轮椅运送技术

【目的】

护送不能行走但能坐起的患者入院、出院、检查、治疗或室外活动。

【操作前准备】

1.评估并解释:评估患者的体重、意识状态、病情、躯体活动能力、损伤部位和理解合作程度;向患者及家属解释操作的目的及注意事项。

2.患者准备:了解轮椅运送的目的、方法及注意事项,能主动配合。

3.操作者准备:着装整洁,修剪指甲,洗手,戴口罩。

4.用物准备:根据情况,准备轮椅、毛毯、别针和软枕。

　　5.环境准备：移除障碍物，保证环境宽敞。

【操作步骤】

步　　骤	要点与说明
1.**检查、核对**　检查轮椅性能;查对患者的姓名、床号	● 保证轮椅各部件性能完好
2.**放置轮椅**　推轮椅到床旁,椅背与床尾平齐,面向床头,刹住车闸,竖起脚踏板	● 防止轮椅滑动
3.**患者上轮椅前的准备**　扶患者坐起,协助更衣,使其双手撑于床面,坐于床边,双足着地,躯干前倾	● 根据室外温度适当地增加衣服、盖被或毛毯。毛毯平铺于轮椅,上端高过患者颈部15 cm
4.**协助患者上轮椅**	● 注意观察患者病情变化
(1)操作者面向患者站立,用双膝夹紧患者双膝外侧以固定,双手拉住患者腰部皮带或扶托其双髋。让患者双手搂抱操作者的颈部,并将头放在操作者靠近轮椅侧的肩上。操作者微后蹲,同时向前、向上扶患者,使患者完全离开床并站住	● 若用毛毯,则将上端围在患者颈部,用别针固定;两侧围裹患者两臂,用别针固定;再用余下部分围裹患者下肢和双足,为患者保暖(见图3-28)
(2)在患者站稳后,操作者以足为轴旋转躯干,使患者转向轮椅,臀部正对轮椅正面,然后使患者慢慢弯腰,平稳坐至轮椅上	
(3)帮助患者调整位置,尽量向后坐,翻下脚踏板,将患者双脚放于脚踏板上	
5.**推送患者**	
6.**协助患者下轮椅**	
(1)将轮椅推至床旁与床呈45°角,刹住车闸,竖起脚踏板,患者面向床头	
(2)解除固定毛毯的别针,协助患者坐于轮椅边,双足着地,躯干前倾	
(3)操作者面向患者站立,用双膝夹紧患者双膝外侧以固定,双手拉住患者腰部皮带或挟托其双髋。让患者双手搂抱操作者的颈部,并将头放在操作者靠近床侧的肩上。操作者微后蹲,同时向前、向上拉患者,使患者完全离开轮椅并站住	● 防止患者摔倒
(4)在患者站稳后,操作者以足为轴旋转躯干,使患者臀部正对床沿,然后使患者平稳坐在床上	
(5)协助患者躺卧舒适,盖好棉被	
(6)整理床单位,观察病情,记录	
7.**推轮椅至原处放置**	● 便于其他患者使用

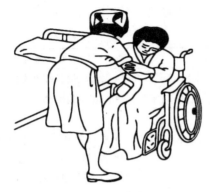
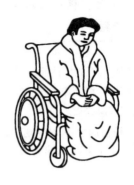

A.协助患者坐进轮椅　　　　　　B.为患者包盖保暖

图3-28　轮椅接送患者

二、平车运送法

【目的】

运送不能下床的患者入院，做各种检查、治疗、手术或转运。

【操作前准备】

1.评估并解释：评估患者的体重、意识状态、病情、躯体活动能力、损伤部位和理解合作程度；向患者及家属解释操作目的及有关注意事项。

2.患者准备：了解搬运的步骤及配合方法。

3.操作者准备：着装整洁，修剪指甲，洗手，戴口罩。

4.用物准备：平车（车上有被单和橡胶单包好的垫子和枕头），带套的毛毯或棉被。

5.环境准备：环境宽敞，便于操作。

【操作步骤】

步　骤	要点与说明
1.检查、核对　检查平车性能,将平车推至患者床旁,查对患者的姓名和床号	• 保证各部件性能完好
2.安置好患者身上的导管	• 避免导管脱落、受压
3.协助患者由床至平车	
▲ 挪动法	• 适用于能在床上配合者
(1)移开床旁桌、椅,松开盖被,帮助患者移向床边	
(2)平车与床平行并紧靠床边,大轮靠近床头,用制动闸制动,将盖被平铺于平车上	• 平车靠近床缘,便于搬运
(3)操作者抵住平车,帮助患者按上身、臀部、下肢的顺序向平车挪动	• 患者头部枕于大轮端 • 搬运者制动平车,防止平车滑动

续表

步　骤	要点与说明
(4)协助患者躺好,用盖被包裹患者,先足部,再两侧,头部盖被折成45°	• 包裹整齐、美观
▲一人搬运法（见图3-29）	• 适用于上肢活动自如,体重较轻的患者
(1)将平车推至床尾,使平车头端与床尾成钝角,固定平车	• 缩短搬运距离,节力
(2)松开盖被,协助患者穿衣;将盖被铺于平车上,患者移至床边	
(3)协助患者屈膝,一臂自患者腋下伸至肩部外侧,一臂伸入患者大腿下;将患者双臂交叉于搬运者颈后,托起患者移步转身,将患者轻放于平车上,为患者盖好被	
▲二人搬运法（见图3-30） (1)同一人搬运法步骤(1)、(2)	• 适用于不能自行活动或体重较重者
(2)站位与分工:二人站于床同侧,协助患者上肢交叉于胸前;一名操作者一手托住患者颈肩部,另一手托住患者腰部,另一名操作者一手托住患者臀部,另一手托住患者,使患者身体稍向操作者倾斜,两名操作者同时合力抬起患者,移步转向平车,将患者轻放于平车中央,为患者盖好被	• 患者头部处于较高位置,以减轻不适
▲三人搬运法（见图3-31） (1)同一人搬运法步骤(1)、(2)	• 适用于不能自行活动或体重超重者
(2)站位与分工:三人站于床同侧,协助患者上肢交叉于胸前。一名操作者托住患者头、肩胛部,另一名操作者托住患者背部、臀部,第三名操作者托住患者腘窝、小腿部,三人同时抬起,使患者身体稍向操作者倾斜,同时移步转向平车,将患者轻放于平车中央,为患者盖好被	
▲四人搬运法（见图3-32） (1)同一人搬运法步骤(1)、(2)	• 适用于病情危重或颈、腰椎骨折患者
(2)站位与分工:一名操作者站于床头,托住患者头及颈肩部,第二名操作者站于床尾,托住患者两腿,第三名操作者和第四名操作者分别站于床及平车两侧,紧握中单四角,四人合力同时抬起患者,轻放于平车上,为患者盖好被;患者从平车返回病床时,则反向移动	

续表

步　骤	要点与说明
4.推送患者（见图3-33） (1)松开平车制动闸,推动平车,速度不宜太快。平车小轮端在前,转弯灵活;操作者站于大轮端(患者头端),随时观察病情变化 (2)推车出门时,应先将门打开,不可用车撞门,避免震动患者或损坏建筑物 (3)上下坡时,患者头部应位于高处,减轻患者不适,并嘱患者抓紧扶手,保证安全	● 推行中,保持输液管道、引流管道通畅 ● 颅脑损伤、颌面部外伤以及昏迷患者,应将头偏向一侧;颈椎损伤的患者,头部应保持在中立位
5.协助患者从平车到床上 (1)通过协助患者从床到平车的方法,将患者从平车移回床上 (2)协助患者躺卧舒适,盖好棉被 (3)整理床单位,观察病情,记录	● 采用挪动法将患者从平车移回床上时,先帮助患者移动下肢、臀部,再移动上身
6.推平车至原处放置	● 便于其他患者使用

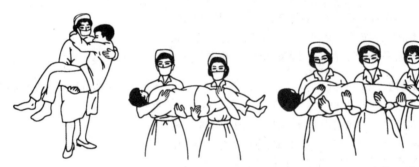

图3-29　一人搬运法　　图3-30　两人搬运法　　图3-31　三人搬运法

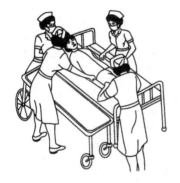

图3-32　四人搬运法

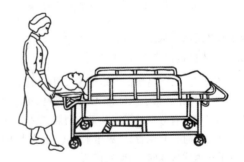

图3-33　使用平车推送患者

（韦凤美）

第四章 口腔护理与压疮护理技术

第一节 口腔卫生的护理技术

　　口腔是病原微生物侵入人体的主要途径之一。正常人体口腔中有大量的细菌存在，其中有的是致病菌，当机体抵抗力降低，饮水、进食量少，咀嚼及舌的运动减少，唾液分泌不足，自洁作用受影响时，细菌可乘机在湿润、温暖的口腔中迅速繁殖，造成口腔炎症、溃疡、腮腺炎、中耳炎等疾患。其至通过血液、淋巴，导致其他脏器感染，给机体带来危害。长期使用抗生素的患者，由于菌群失调又可诱发真菌感染。所以，做好口腔护理（oral care）十分重要。医护人员应认真评估患者的口腔卫生状况，指导日常口腔清洁活动。对于高热、昏迷、危重、禁食、鼻饲、大手术后，口腔疾患等生活不能自理或机体衰弱的患者，应给予特殊口腔护理。一般2～3次/天，如病情需要，可酌情增加次数。

【目的】

1.保持口腔清洁、湿润、舒适，预防口腔感染等并发症。

2.防止口臭、口垢，增进食欲，保持口腔正常功能。

3.观察口腔黏膜、舌苔的变化及有无特殊口腔气味，协助诊断。

【操作前准备】

1.评估并解释：评估患者的病情、意识状态、自理能力、理解及合作程度，检察口腔卫生状况，提供口腔保健知识；解释操作目的、方法及注意事项等。

2.患者准备：了解口腔护理的目的、方法及配合要点，体位舒适，情绪稳定。

3.操作者准备：着装整洁，洗手，戴口罩。

4.用物准备：口腔护理包或治疗盘内放置：换药碗、浸湿的棉球，弯钳与压舌板各1个，纱布1块；漱口杯内盛温开水，吸水管，弯盘，手电筒，毛巾，液状石蜡，棉签，冰硼散或锡类散，漱口溶液（见表4-1），速干手消毒剂，污物桶，必要时备开口器等。

　　5.环境准备：环境整洁、宽敞，光线充足，无异味。

表4-1　口腔护理常用溶液

名　　称	浓　　度	作用及适用范围
生理盐水	0.9%	清洁口腔，预防感染
朵贝氏液		轻度抑菌、除臭
过氧化氢溶液	1%～3%	防腐、防臭，适用于口腔感染有溃烂、坏死组织者
碳酸氢钠溶液	1%～4%	适用于真菌感染
氯己定溶液	0.02%	清洁口腔，广谱抗菌
呋喃西林溶液	0.02%	清洁口腔，广谱抗菌
醋酸溶液	0.1%	适用于铜绿假单胞菌感染
硼酸溶液	2%～3%	酸性防腐溶液，抑制细菌
甲硝唑溶液	0.08%	适用于厌氧菌感染

【操作步骤】

步　　骤	要点与说明
1.**核对、解释**　携用物至患者床旁，核对患者的床号、姓名，向患者说明操作目的及配合方法	●确认患者 ●取得患者合作
2.**体位**　协助患者仰卧或侧卧，头偏向操作者，铺治疗巾于颌下，置弯盘于口角旁	
3.**漱口**　湿润口唇，清醒患者用温开水漱口	●昏迷患者禁止漱口
4.**检查**　嘱患者张口，一手持手电筒，一手用压舌板轻轻撑开颊部，观察口腔情况；如有活动性义齿者，先取下义齿(清洗后用冷开水浸泡)	●昏迷患者用压舌板或开口器帮助张口
5.**擦洗**	
(1)嘱患者咬合上下牙齿，用压舌板撑开一侧颊部，弯血管钳夹紧含有漱口液的棉球，由内向外纵向擦洗牙齿的外侧面(先上齿，后下齿)；同法擦洗另一侧	●擦洗动作轻柔，避免敲击牙面，棉球湿度适宜
(2)依次擦洗一侧牙齿的上内侧面、上咬合面、下内侧面、下咬合面，再弧型擦洗一侧颊部；同法擦洗另一侧	●擦洗要彻底
(3)由内向外横向擦洗硬腭、舌面、舌下	●勿触及舌根部，以免引起恶心
6.**观察**　意识清醒用温开水再次漱口，用治疗巾擦干口唇及面部，清点棉球	●昏迷患者擦洗后须清点棉球，以免遗漏在口腔中
7.**涂药**　如有口腔黏膜溃疡、真菌感染者酌情涂药，口唇干裂者涂液状石蜡	●动态评估患者

8.**整理**　撤去弯盘及治疗巾,协助患者取舒适卧位,整理用物及床单位	
9.**洗手,记录**	● 记录口腔情况及用药

【注意事项】

1.擦洗时动作要轻,以免损伤口腔黏膜。

2.昏迷患者禁忌漱口及注洗,擦洗时棉球不宜过湿,要夹紧棉球,防止遗留在口腔。发现患者喉部痰多时,要及时吸出。

3.对长期应用抗生素者应观察口腔黏膜有无真菌感染。

4.传染病患者用物需按消毒隔离原则处理。

附:义齿的护理

1.义齿会积聚食物碎屑,必须定时清洗。使用义齿者应白天持续佩戴,对增进咀嚼功能、说话与保持面部形象均有利;晚间应卸下义齿,以减少对软组织与骨质的压力。取下的义齿,用牙刷刷洗义齿的各面,浸泡在冷水中。佩戴前用冷水冲洗干净,漱口后戴上。

2.不能自理者由医护人员协助取下义齿,操作前应先清洗双手,帮助患者先取上腭的义齿,再取下颚的义齿。

3.暂时不用的义齿,泡于冷水杯中加盖,每日更换一次清水,不可将义齿泡在热水或酒精内,以免义齿变色、变形和老化。

第二节　压疮的预防与护理技术

压疮(pressure sores)是指身体局部组织长期受压,血液循环障碍,局部组织持续缺血、缺氧、营养缺乏,致使皮肤失去正常功能而引起的组织破损和坏死。

一、压疮的评估

(一)压疮发生的原因

压疮的发生由内外因素共同作用所致。力学因素及潮湿是造成压疮的外在因素;老化、营养不良、活动障碍是压疮形成的内在因素。

1.力学因素

形成压疮的三个主要物理力是垂直压力、摩擦力和剪切力。通常是2～3种力联合作用而致。

(1)垂直压力:是指受力面积所承受的压力。持续性垂直压力是引起压疮的最主要原因。单位面积内所受的压力越大，组织发生坏死所需的时间越短。压力虽小，但长时间的压迫仍然可以产生压疮。临床上强调翻身，目的就是疏解组织的压力。

（2）摩擦力：易损害皮肤的角质层，增加患者对压疮的易感性。床褥和坐垫皱褶不平、有渣屑，挪动时拖、拉、拽患者，均可产生较大摩擦力。

（3）剪切力：是由两层组织相邻表面间的滑行而产生的进行性的相对移位所引起的，是由摩擦力与压力综合而成，与体位有密切的关系。最常发生于半坐卧位患者的骶尾部。

2.局部潮湿或排泄物刺激

造成潮湿的情况有出汗、伤口引流液外渗、大小便失禁等，因皮肤被软化而抵抗力下降，削弱了皮肤的屏障作用；此外，尿液和粪便中化学物质的刺激使皮肤酸碱度发生变化，致使表皮角质层的保护能力下降，皮肤组织容易破溃，且容易继发感染。另外，皮肤潮湿会增加摩擦力，进而加重皮肤损伤。

3.全身营养不良或水肿

全身出现营养障碍时，营养摄入不足，蛋白质合成减少，出现负氮平衡，皮下脂肪减少，肌肉萎缩。一旦受到外在压力，受压组织因缺乏肌肉和脂肪组织的保护而引起血液循环障碍，出现压疮。水肿使皮肤弹性和顺应性下降而易受损伤。同时，组织水肿使毛细血管与细胞间距离增加，氧和代谢产物在组织细胞间的溶解和运送速度减慢，影响皮肤血液循环而容易导致压疮。

4.老化

老化使皮肤解剖结构、生理功能及免疫功能等方面均出现衰退现象，表现为皮肤松弛、干燥、缺乏弹性，皮下脂肪萎缩、变薄，皮肤抵抗力下降，对外部环境反应迟钝，皮肤血流速度下降，血管脆性增加，导致皮肤易损性增加。

（二）高危人群的评估

1.昏迷、瘫痪患者：自主活动丧失，长期卧床，身体局部组织长期受压。

2.老年人：老年人机体活动减少，皮肤老化、松弛、干燥、缺乏弹性，皮下脂肪变薄、萎缩，皮肤易受损。

3.肥胖者：机体体重过重，使承受部位压力增大。

4.石膏固定的患者：翻身和活动受限。

5.疼痛患者：为避免疼痛而处于强迫体位，同时机体活动减少。

6.使用镇静剂的患者：活动减少。

7.大小便失禁的患者：皮肤经常受污物、潮湿的刺激，局部抵抗力下降。

8.发热患者：体温升高可致排汗增多，汗液刺激皮肤。

9.身体瘦弱、营养不良者：受压部位缺乏肌肉、脂肪组织的保护。

10.水肿患者：水肿降低了皮肤的抵抗力，并增加了承重部位的压力。

（三）危险因素的评估

危险因素的评估是预防压疮的关键。通过评分的方式，对患者发生压疮的危险性进行评估，以便采取具有针对性的预防措施。Braden危险因素评估表是目前国内外预测压疮发生的较为常用的方法之一（见表4-2）。总分值为6～23分，评分≤16分易发生压疮，分数越低，发生压疮的危险性越高。

表4-2　Braden危险因素评估表

项目/分值	1	2	3	4
感觉 对压力相关不适的感受能力	完全受限	非常受限	轻度受限	未受损
潮湿 皮肤暴露于潮湿环境的程度	持续潮湿	潮湿	有时潮湿	很少潮湿
活动力 身体活动程度	限制卧床	坐位	偶尔行走	经常行走
移动力 改变和控制体位的能力	完全无法移动	严重受限	轻度受限	未受限
营养 日常食物摄取状态	非常差	可能缺乏	充足	丰富
摩擦力和剪切力	有问题	有潜在问题	无明显问题	—

（四）好发部位的评估

压疮多发生于缺乏脂肪组织保护、无肌肉包裹或肌层较薄又经常受压的骨隆突处，与卧位有密切关系（见图4-1）。

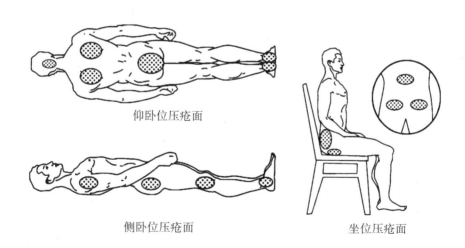

仰卧位压疮面　　　　　　　　　　　　　　　坐位压疮面

侧卧位压疮面

图4-1　压疮的好发部位

仰卧位：好发于枕骨粗隆、肩胛部、肘部、脊椎体隆突处、骶尾部、足跟部。

侧卧位：好发于耳郭、肩峰、肘部、髋部、膝关节的内外侧、内外踝。

俯卧位：好发于耳郭、面颊、肩峰、女性乳房、肋缘突出部、男性生殖器、髂前上棘、膝部、足趾。

坐位：好发于坐骨结节、肩胛部等。

（五）临床分期的评估

Ⅰ期：瘀血红润期。局部皮肤受压或受潮湿刺激后，出现红、肿、热、痛或麻木，解除压力30分钟后，皮肤颜色不能恢复至正常；有的可无肿、热反应。此期为可逆性改变，如及时去除致病原因，可阻止压疮的发展。

Ⅱ期：炎性浸润期。受压部位呈紫红色，皮下产生硬结，皮肤因水肿变薄而出现水泡，此时极易破溃。此期患者有痛感。

Ⅲ期：浅度溃疡期。表皮水泡破溃，可显露出潮湿红润的疮面，疮面有黄色渗出液，感染后表面有脓液覆盖，浅层组织坏死，溃疡形成，疼痛加剧。

Ⅳ期：坏死溃疡期为压疮的严重期。坏死组织发黑，脓性分泌物增多，有臭味。感染向周围及深部扩展，坏死组织侵入真皮下层和肌肉层，可达骨骼。严重者甚至引起败血症，造成全身感染，危及患者生命。

附：美国NPUAP压疮分期标准

Ⅰ期压疮：皮肤完整、发红，与周围皮肤界限清楚，压之不褪色，常局限于骨凸处。

Ⅱ期压疮：部分表皮缺损，皮肤表浅溃疡，基底红，无结痂，也可为完整或破溃的血泡。

Ⅲ期压疮：全层皮肤缺失，但肌肉、肌腱和骨骼尚未暴露，可有结痂、皮下窦道。

Ⅳ期压疮：全层皮肤缺失伴有肌肉、肌腱和骨骼的暴露，常有结痂和皮下窦道。

深部组织损伤：由于压力或剪切力造成皮下软组织损伤引起局部皮肤颜色的改变（如变紫、变红或有血疱），伴疼痛、局部硬结等表现，但皮肤完整。

不能分期的压疮：全层皮肤缺失，溃疡基底部覆有腐痂和（或）痂皮。只有彻底清创后才能确定伤口真正的深度，否则无法分期。

二、压疮的预防

绝大多数压疮是能够预防的，预防压疮发生的关键在于消除诱发因素。因此，医护人员在工作中要做到"六勤"：勤观察、勤翻身、勤按摩、勤擦洗、勤整理、勤更换。交班时，严格交接局部皮肤情况及护理措施落实情况。

（一）避免局部组织长期受压

1.经常更换体位。鼓励和协助患者经常更换体位，以减少组织的压力。每2小时翻身一次，必要时每1小时翻身一次，建立床头翻身记录卡。

2.保护骨隆突处和支持身体空隙处。对易发生压疮的患者，体位安置妥当后，可在身体空隙处、骨隆突处和易受压部位垫气垫、软垫、水褥垫等。

3.正确使用石膏绷带、夹板、牵引或其他矫正器械。衬垫松紧适度，应仔细观察局部和肢端皮肤的颜色、温度的变化情况，重视患者的主诉，如发现石膏绷带过紧或凹凸不平，应及时调整。

（二）避免局部受潮湿、摩擦刺激

1.保持床铺清洁、平整、无皱褶、干燥、无碎屑。

2.大小便失禁、呕吐、出汗者，应及时擦洗干净，衣服、被单随湿随换；伤口若有分泌物，要及时更换敷料；避免患者直接卧于橡胶单上。

3.使用便器时，应选择无破损便器，抬起患者腰骶部，不要强塞硬拉。必要时在便器边缘垫上纸或布垫，以防擦伤皮肤。

（三）促进皮肤血液循环

1.对长期卧床的患者，可每日进行全范围的关节运动，维持关节的活动性和肌肉的张力，促进肢体血液循环。

2.定期检查受压部位，经常进行温水擦浴，用50%乙醇按摩全背或受压处，促进血液循环，改善局部营养状况，增强皮肤抵抗力。

（四）改善机体营养状况

长期卧床或病重者，应注意全身营养，在病情允许的情况下给予高热量、高蛋白、高维生素饮食。不能进食者给予鼻饲，必要时需加支持疗法，如补液、输血、静脉滴注高营养物质等，以增强抵抗力及组织修复能力。

三、压疮的治疗和护理技术

（一）全身治疗

积极治疗原发病，补充营养和进行全身抗感染治疗等。良好的营养是创面愈合的重要条件。因此，治疗期间需给予平衡饮食，增加蛋白质、维生素及微量元素的摄入。对长期不愈的压疮，可静脉滴注复方氨基酸溶液。对低蛋白血症患者，可静脉输入血浆或人血清蛋白，提高血浆胶体渗透压，改善皮肤血液循环。不能进食者采用全胃肠外营养治疗，保证每日营养物质供给以满足机体代谢需要。

（二）局部治疗

1.瘀血红润期

防止局部继续受压，增加翻身次数；保持床铺平整、清洁、干燥、无碎屑；避免摩擦、潮湿和排泄物对皮肤的刺激；改善局部血液循环，可采用红外线、紫外线照射等方法；加强营养的摄取以增强机体的抵抗力。

2.炎性浸润期

继续加强上述措施。对未破的小水泡应减少摩擦，防止感染，使其自行吸收；大水泡可在无菌操作下用无菌注射器抽出泡内液体（不剪表皮），然后表面涂以消毒液，用无菌敷料包扎；可用红外线或紫外线照射治疗。

紫外线照射有消炎和干燥作用，对一、二期压疮疗效明显。每日或隔日照射一次，15～20分钟/次。红外线照射有消炎、促进血液循环、增强细胞功能等作用。同时，可使疮面干燥，减少渗出，有利于组织的再生和修复。

3.浅度溃疡期

避免局部继续受压，保持局部清洁干燥。可用物理疗法，如用鹅颈灯照射疮面，距离25 cm，1～2次/天，10～15分钟/次，照射后以外科无菌换药法处理疮面；对无感染的疮面也可采用新鲜鸡蛋内膜、纤维蛋白膜、骨胶原膜等贴于疮面治疗；感染的疮面应进行药物治疗，局部涂擦2%碘酊，碘酊有杀菌、使组织脱水、促进疮面干燥的作用。

4.坏死溃疡期

（1）疮面感染较轻者，用无菌生理盐水或1：5000呋喃西林溶液清洗疮面，再用无菌凡士林纱布及敷料包扎，1～2天1次；亦可选用水胶体、透明膜、水凝胶、藻酸盐、泡沫、蜂蜜等新型敷料，促进伤口湿性愈合。对于溃疡较深、引流不畅者，可用3%过氧化氢溶液冲洗，以抑制厌氧菌生长。感染的创面应每周采集分泌物做细菌培养及药物敏感试验，按检查结果选用药物。

（2）药物治疗：可采用敏感抗生素或具有清热解毒、活血化瘀、去腐生肌作用的中医膏剂、散剂治疗。

（3）生物物理疗法：普通类型的生物物理制剂包括来自电磁光谱的能量（如电刺激、磁场、脉冲式射频能量及光疗）、声能（高频及低频超声波）、机械能（如负压创面治疗）、动能（涡流、冲洗、震动）、环境能量（高压和局部氧疗）。各种生物物理制剂对于促进压疮创面愈合这一目标的实现起到了提供生物—物理能量的作用。

（4）外科手术：对大面积、深达骨骼的压疮，上述治疗不理想时，可采用外科手术治疗加速愈合，如清除坏死组织、植皮修补缺损等。

（马玉霞　卢玉彬）

第五章　生命体征的测量与护理技术

体温、脉搏、呼吸和血压是机体内在活动的客观反映，是判断机体健康状态的基本依据和指标，临床称为生命体征（vital signs）。正常人的生命体征相互间有内在联系，并且呈比例、相对稳定在一定范围之内。在病理情况下，其变化极其敏感，出现不同程度的异常，反映疾病发生、发展的动态变化。因此，监测并及时正确地记录生命体征，为疾病的预防、诊断、治疗及护理提供第一手资料和依据，是临床工作的重要内容之一。

第一节　体温的评估及异常时的护理

一、正常体温的评估

体温（body temperature）是指身体内部胸腔、腹腔和中枢神经的温度，较高且稳定，称为体核温度。皮肤温度称为体壳温度，低于体核温度，可随环境温度和衣着厚薄而变化。

（一）体温的形成

体温是物质代谢的产物。三大营养物质——糖、脂肪、蛋白质在氧化过程中释放的能量，其中50%的能量变为体热以维持体温，并以热能的形式不断散发于体外；其余不足50%的能量贮存于三磷酸腺苷（ATP）中，供机体利用。机体利用的最终结果仍转化为热能散出体外。

（二）产热与散热

1. 产热方式

机体的产热过程是细胞的新陈代谢过程。人体以化学方式产热。人体主要的产热部位是肝脏和骨骼肌。

2. 散热方式

人体通过物理方式进行散热。人体最主要的散热器官是皮肤，呼吸、排尿、排粪也能散发部分热量。散热方式有辐射、传导、对流和蒸发四种。

（1）辐射是热由一个物体表面通过电磁波传到每一个与它不接触的物体表面的散热方法。辐射散热量占总散热量的60%～65%。在低温环境中，它是主要的散热方式。

（2）传导是机体的热量直接传给它所接触的较冷物体的一种散热方式。传导散热量取决于所接触物体的导热性能。临床常用冰袋、冰帽、冷湿敷为高热患者降温。

（3）对流是传导散热的一种特殊形式，是指通过气体或液体的流动来交换热量的一种散热方式。

（4）蒸发是由液态变为气态，同时带走大量热量的一种散热方式。蒸发散热量占总散热量的20%～30%。临床常用乙醇擦浴为高热患者进行物理降温。

（三）体温调节

人体体温的相对恒定除了自主性体温调节以外，还可由行为调节来适应环境。自主性体温调节是在下丘脑体温调节中枢控制下，随机体内外环境温度刺激，通过一系列生理反应，调节机体的产热和散热，使体温保持相对恒定的体温调节方式。

（四）正常体温

正常体温是一个温度范围，而不是一个温度固定值。临床上通常以测量口腔、腋下和直肠的温度为标准。其中，直肠温度最接近人体深部温度，但在日常工作中，以测量口腔、腋下温度更为常见、方便。正常体温范围是：

口温：37 ℃（36.3～37.2 ℃）

腋温：36.5 ℃（36.0～37 ℃，比口温低0.3～0.5 ℃）

肛温：37.5 ℃（36.5～37.7 ℃，比口温高0.3～0.5 ℃）

（五）影响体温的因素

体温并不是固定不变的，可随昼夜、性别、年龄、运动和情绪等因素的变化而有所波动，但这种改变经常在正常范围内，其变动范围在0.5 ℃～1 ℃之间。

1.昼夜：一般情况下，清晨2～6时体温最低，下午1～6时体温最高。这种昼夜有规律的波动，是由于人们长期的生活方式如活动、代谢、血液循环等相应的周期性变化所形成的。

2.性别：一般情况下，女性体温较男性体温稍高，女性在月经前期和妊娠早期轻度升高，排卵期较低，这种波动主要与孕激素分泌周期有关。

3.年龄：新生儿体温易受外界温度的影响而发生变化。因为新生儿中枢神经系统发育尚未完善，皮肤汗腺发育又不完全，从而体温调节功能较差，容易波动。儿童代谢率高，体温可略高于成人。老年人由于代谢率低，故体温偏低。

4.情绪与运动：情绪激动时，交感神经兴奋，运动时骨骼肌收缩，均可使体温略有升高。

此外，外界气温、进食、药物等均可使体温产生波动。

二、异常体温的评估及护理

（一）体温过高

体温过高是指机体体温上升超过正常范围。病理性体温过高包括发热和过热。发热指在致热源作用下，体温调定点上移而引起的调节性体温升高，超过正常值0.5 ℃，分为感染性发热和非感染性发热。过热是指调定点未发生变化，而体温调节障碍、散热障碍、产热器官功能异常引起的非调节性体温升高。

1.发热的程度判断

以口腔温度为例，发热可分为：

低热：37.3～38 ℃

中等热：38.1～39 ℃

高热：39.1～40.0 ℃

超高热：41 ℃以上

2.发热过程

一般发热包括三期：

（1）体温上升期：此期特点是产热大于散热。体温上升可有两种方式：骤升和渐升。

（2）高热持续期：此期特点是产热和散热趋于平衡。

（3）退热期：此期特点是散热大于产热，体温恢复至正常水平。

3.常见热型

（1）稽留热：体温持续在39～40 ℃左右，达数天或数周，24小时波动范围不超过1 ℃。常见于肺炎球菌性肺炎、伤寒等。

（2）弛张热：体温在39 ℃以上，24小时内温差达1 ℃以上，体温最低时仍高于正常水平。常见于败血症、风湿热、化脓性疾病等。

（3）间歇热：体温骤升至39 ℃以上，持续数小时或更长，然后下降至正常或正常以下，经过一个间歇，又反复发作。常见于疟疾等。

（4）不规则热：发热无一定规律，且持续时间不定。常见于流感、癌性发热等。

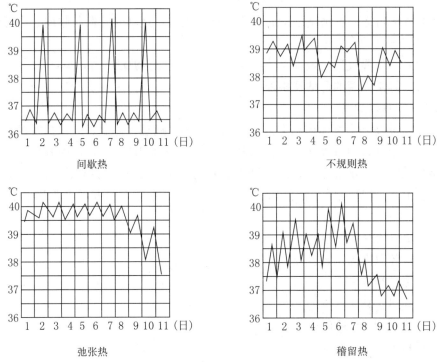

图5-1 常见热型

4.高热患者的治疗与护理

（1）积极查找病因：对于由感染引起的高热，应根据病情选用有效的抗生素治疗，及时清除局部感染病灶。因非感染性疾病所致的高热，也需根据不同病因采取相应的治疗措施。

（2）降温：可选用物理降温或药物降温方法。物理降温有局部和全身冷疗两种。体温超过39℃，可用冰袋、冷毛巾、化学制冷袋冷敷头部。体温超过39.5℃时，可用冷生理盐水（28～32℃）灌肠、温水擦浴或做大动脉冷敷等全身用冷。亦可针刺曲池、合谷、大椎、少商、十宣等穴位降温。物理降温30分钟后观测体温，并做好记录及交班。

（3）观察病情：高热患者应1次/4小时测量体温；体温降至38.5℃（口腔温度）以下时，改为测量4次/天；体温降至正常3天后，改为测量1～2次/天。

（4）营养支持，防止水电解质紊乱。少量多餐补充易消化的高热量、高蛋白、高维生素的流质或半流质食物，以提高机体的抵抗力。多饮水，3000毫升/天。对不能进食者，予以静脉输液或鼻饲，以补充水分、电解质和营养物质，并促进代谢产物的排出。

（5）增进舒适和休息，预防口腔及皮肤等并发症。

（6）加强心理护理：观察发热各阶段患者的心理状态，对体温的变化及伴随的症状予以耐心解释，以缓解其焦虑、紧张的情绪。

（7）健康教育：与患者共同讨论分析发热原因及防护措施；教育患者加强营养、锻炼，以增强身体素质、提高防病能力。

（二）体温过低

1.定义

体温过低即体温低于正常范围。常见于早产儿及全身衰竭的危重患者。某些休克、极度衰弱、重度营养不良患者在应用退热药后发生急剧降温反应，可导致体温过低。

2.分类

轻度：32.1～35 ℃

中度：30.0～32.0 ℃

重度：<30 ℃可有瞳孔散大，对光反射消失。

致死温度：23.0～25.0 ℃

3.临床表现

皮肤苍白，口唇、耳垂呈紫色，轻度颤抖，心跳、呼吸减慢，血压降低，尿量减少，意识障碍，甚至昏迷。

4.体温过低患者的治疗与护理

（1）病因治疗：评估产生体温过低的原因，祛除病因。

（2）保暖措施：提供合适的环境温度，以24 ℃左右为宜；新生儿置温箱中；给予毛毯、棉被、热水袋、电热毯等；给予温热饮料。

（3）密切观察病情：监测生命体征的变化，至少1次/小时，直到体温恢复至正常且稳定。

（4）心理护理：多与患者接触，及时发现其情绪的变化。

（5）加强健康教育。

第二节　脉搏的评估及异常时的护理

一、正常脉搏的评估

当心脏收缩时，左心室将血射入主动脉，主动脉内压力骤然升高，动脉管壁随之扩张。当心脏舒张时，动脉管壁弹性回缩。这种动脉管壁随着心脏的舒缩而出现周期性的起伏搏动形成动脉脉搏，这种搏动在浅表的动脉可触摸到，临床简称为脉搏（pulse）。

1.脉率：指每分钟脉搏搏动的次数（频率）。正常情况下，脉率和心率是一致的。当脉率微弱难以测定时，应测心率。正常成人在安静状态下，脉率为60～100次/分钟。脉率受以下因素的影响：（1）年龄：年龄愈小，脉搏愈快，新生儿可达130～140次/分钟，随年龄的增长而逐渐减慢，到老年时轻度增加。（2）性别：女性比男性稍快。（3）体型：身材高大者比同龄身材矮小者低。（4）其他因素：进食、运动、情绪激动时脉搏可暂时增快；休息、睡眠时脉搏较慢。

2.脉律：指脉搏的节律性。它反映了左心室的收缩情况。正常脉律搏动均匀、间隔时间相等。

3.脉搏的强度：指血流冲击血管壁的力量、大小程度。正常情况下，每搏强弱相同。它取决于心搏出量、脉压、外周阻力和动脉壁的弹性。

4.动脉壁的情况：触诊时可感觉到的动脉壁性质。正常动脉壁光滑、柔软，具有弹性。

二、异常脉搏的评估及护理

（一）脉率异常

1.速脉：成人脉率超过100次/分钟，称速脉（心动过速）。常见于发热、大出血、甲亢、心力衰竭、休克等。

2.缓脉：成人脉率低于60次/分钟，称缓脉（心动过缓）。常见于颅内压增高、房室传导阻滞等。正常人如运动员也可有生理性窦性心动过缓。

（二）脉律异常

1.间歇脉：在一系列正常规则的脉搏中，出现一次提前而较弱的脉搏，其后有一较正常延长的间歇（代偿间歇），称间歇脉（期前收缩）。隔一个或两个正常搏动后出现一次期前收缩，前者称二联律，后者称三联律。常见于各种心脏病或洋地黄中毒患者。

2.脉搏短绌：在同一单位时间内，脉率少于心率称脉搏短绌（绌脉）。其特点是心律完全不规则，心率快慢不一，心音强弱不等。发生机制是由于心跳收缩无力，心排出量过少，以致不能引起周围动脉搏动所致。常见于心房纤颤的患者。

（三）脉搏强度的异常

1.洪脉：当心输出量增加，脉搏充盈度和脉压较大时，脉搏强大有力，称洪脉。常见于高热、甲亢、主动脉瓣关闭不全等患者。

2.丝脉：当心输出量减少，动脉充盈度降低时，脉搏细弱无力，扪之如细丝，称丝脉（细脉）。常见于大出血、主动脉瓣狭窄和休克、全身衰竭的患者，是一种危险脉象。

3.水冲脉：脉搏骤起骤落，如洪水冲涌，故名水冲脉。主要见于主动脉瓣关闭不全、动脉导管未闭、甲亢、严重贫血患者。检查方法是将患者前臂抬高过头，检查者用手紧握患者的手腕掌面，可明显感知水冲脉。

4.交替脉：是指节律正常而强弱交替出现的脉搏。交替脉是左心室衰竭的重要体征。常见于高血压性心脏病、急性心肌梗死、主动脉瓣关闭不全等患者。

5.奇脉：当平静吸气时，脉搏明显减弱甚至消失的现象称奇脉，可见于心包积液、缩窄性心包炎、心包填塞的患者。

（四）动脉壁的异常

正常动脉用手指压迫时，其远端动脉管不能触及，若仍能触到者，提示动脉硬化。

（五）异常脉搏患者的治疗与护理

1.病因治疗：查清病因，协助做好各项检查，积极治疗原发疾病。

2.休息：适当卧床休息，减少心肌耗氧，必要时氧气吸入。

3.加强观察：注意脉搏的脉率、节律和强弱等；观察药物的治疗效果和不良反应。

4.准备急救药品和急救仪器：准备抗心律失常等药物，除颤仪、起搏器处于完好状态。

5.心理护理：稳定情绪，消除顾虑。

6.健康教育：指导患者饮食易消化、清淡；戒烟限酒；学会自我监测脉搏。

第三节 呼吸的评估及异常时的护理

一、正常呼吸的评估

机体在新陈代谢过程中，需要不断地从外界环境中摄取氧气，并把自身产生的二氧化碳排出体外，这种机体与环境之间进行气体交换的过程称为呼吸（respiration）。呼吸是维持机体新陈代谢和生命活动所必需的基本生理过程之一，一旦呼吸停止，生命也终结。

（一）呼吸调节

1.呼吸中枢：指中枢神经系统内产生和调节呼吸运动的神经细胞群，分布于大脑皮层、间脑、脑桥、延髓和脊髓等部位。

2.呼吸的反射性调节

（1）肺牵张反射：由肺的扩张和缩小所引起的反射性呼吸变化，称肺牵张反射，又称黑—伯氏反射。其生理意义是能使吸气不致过长、过深，促使吸气转为呼气。

（2）呼吸肌本体感受性反射：指呼吸肌本体感受器传入冲动引起的反射性呼吸变化。其生理意义是随着呼吸肌负荷的增加，呼吸运动也相应地增强。

（3）防御性呼吸反射：包括咳嗽反射和喷嚏反射，是对机体有保护作用的呼吸反射。

3.化学性调节：动脉血氧分压（PaO_2）、二氧化碳分压（$PaCO_2$）和氢离子浓度[H+]的改变对呼吸运动的影响，称化学性调节。

（二）正常呼吸

正常成人安静状态下呼吸频率为12～20次/分钟，节律规则，呼吸运动均匀、无声且不费力。呼吸与脉搏的比例为1：4，男性及儿童以腹式呼吸为主，女性以胸式呼吸为主。新生儿呼吸约44次/分钟，随着年龄增长而逐渐减慢。

二、呼吸异常的评估及护理

（一）频率异常

1.呼吸增快：指成人呼吸超过20次/分钟。常见于发热、疼痛、缺氧、甲亢等患者。

2.呼吸减慢：指成人呼吸低于12次/分钟。常见于颅内压增高、安眠药中毒等患者。

（二）节律异常

1.潮式呼吸（见图5-2）：又称陈—施氏呼吸，是一种周期性的呼吸异常。特点：开始呼吸浅慢，以后逐渐加快加深，达高潮后又逐渐变浅变慢，而后呼吸暂停数秒（约5～30秒）后，再次出现上述状态的呼吸，如此周而复始，其呼吸运动呈潮水涨落般的状态，故称潮式呼吸。发生机理：当呼吸中枢兴奋性减弱时，呼吸减弱至停，造成缺氧及血中二氧化碳潴留，通过颈动脉体和主动脉弓的化学感受器反射性地刺激呼吸中枢，引起呼吸由弱到强，随着呼吸的进行，二氧化碳排出，使二氧化碳分压降低，呼吸再次减弱至停止，从而形成周期性呼吸。常见于脑溢血、颅内压增高的患者。

2.间断呼吸：又称毕奥氏呼吸。其表现为呼吸和呼吸暂停现象交替出现。特点：有规律的呼吸几次后，突然暂停呼吸，周期长短不同，随后又开始呼吸。如此反复交替出现。发生机理：同潮式呼吸，为呼吸中枢兴奋性显著降低的表现，但比潮式呼吸更为严重，多在呼吸停止前出现。见于颅内病变、呼吸中枢衰竭的患者。

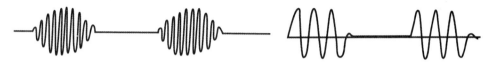

图5-2 潮式呼吸　　　　　　　图5-3 间断呼吸

（三）深度异常

1.深度呼吸：又称库斯莫氏呼吸，是一种深而规则的大呼吸。常见于糖尿病酮症酸中毒和尿毒症酸中毒等。

2.浅快呼吸：是一种浅表而不规则的呼吸，有时呈叹息样。常见于呼吸肌麻痹以及某些肺与胸膜疾病，如肺炎、胸膜炎、肋骨骨折等，也可见于濒死的患者。

（四）呼吸声音的异常

1.蝉鸣样呼吸：表现为吸气时有一种高音调似蝉鸣样的音响。多见于喉头水肿、痉挛、喉头异物等。

2.鼾声呼吸：表现为呼气时发出粗糙的鼾声，由于气管或支气管内有较多的分泌物蓄积所致。多见于昏迷患者。

（五）呼吸困难

呼吸困难是指患者自感空气不足，呼吸费力，可出现发绀、鼻翼翕动、端坐呼吸，辅助呼吸肌参与呼吸活动，造成呼吸频率、深度、节律的异常。临床上可分为：

1.吸气性呼吸困难：其特点是吸气显著困难、吸气时间延长，出现三凹征（吸气时胸骨上窝、锁骨上窝、肋间隙或腹上角出现凹陷）。由于上呼吸道部分梗阻，气流不能顺利进入肺，吸气时呼吸肌收缩，肺内负压极度增高所致。常见于气管阻塞、气管异物、喉头水肿等。

2.呼气性呼吸困难：其特点是呼气费力，呼气时间延长。由于下呼吸道部分梗阻、气流呼出不畅所致。常见于支气管哮喘、阻塞性肺气肿等。

3.混合性呼吸困难：其特点是吸气和呼气均感费力，呼吸浅而快。由于广泛性肺部病变使呼吸面积减少，影响换气功能所致。常见于肺部感染、大量胸腔积液和气胸。

（六）异常呼吸患者的治疗与护理

1.观察与治疗：观察患者目前的健康状况，如有无咳嗽、咳痰、咯血、发绀、呼吸困难及胸痛等主要症状，并注意呼吸的频率、深度和节律等；积极治疗原发疾病。

2.休息与活动：如果病情需要卧床休息，向患者解释其重要性；如果病情好转，允许增加活动量，要注意患者对增加的活动量的耐受程度，以能耐受不疲劳为度。

3.提供营养与水分：选择营养丰富、易于咀嚼和吞咽的食物，注意患者对水分的需要；指导患者进餐不宜过饱，避免产气食物，以免膈肌上抬，影响呼吸。

4.吸氧：保持呼吸道通畅，必要时给予氧气吸入。

5.心理护理：维持良好的医患关系，稳定情绪，保持良好的心态。

6.健康教育：戒烟限酒，养成规律的生活习惯；教会患者缩唇呼吸、腹式呼吸等呼吸训练的方法。

第四节　血压的评估及异常时的护理

一、正常血压的评估

血压（blood pressure）是血液在血管内流动时对单位面积血管壁的侧压力。如果无特别注明，均指肱动脉的血压。当心室收缩时，血液射入主动脉，上升达最高值称收缩压。当心室舒张时，动脉管壁弹性回缩，动脉血压下降达最低值称舒张压。收缩压与舒张压之差为脉压。

（一）正常血压

正常成人安静状态下血压范围为：收缩压90～139 mmHg（12.0～18.6 kPa）；舒张压为60～89 mmHg（8.0～12.0 kPa）；脉压为30～40 mmHg（4.0～5.3 kPa）。

换算公式：1kPa=7.5 mmHg

1 mmHg=0.133 kPa

（二）影响血压形成的因素

1.每搏输出量：在心率和外周阻力不变时，如果每搏输出量增大，心缩期射入主动脉的血量增多，收缩压明显升高。

2.心率：在每搏输出量和外周阻力不变时，心率增快，心舒期缩短，心舒末期主动脉内存留的血量增多，舒张压明显升高。

3.外周阻力：在心输出量不变而外周阻力增大时，心舒期中血液向外周流动的速度减慢，心舒末期存留在主动脉中血量增多，舒张压明显升高。

4.主动脉和大动脉管壁的弹性：大动脉管壁弹性对血压起缓冲作用。动脉管壁硬化时，大动脉的弹性减弱，故收缩压升高，舒张压降低，脉压增大。

5.循环血量和血管容积：正常情况下，循环血量和血管容积相适应，才能保持一定水平的体循环充盈压。

（三）影响血压变化的因素

1.年龄和性别：血压随着年龄的增长而增高。新生儿最低，小儿比成人低，男女之间血压差异较小。

2.昼夜和睡眠：清晨起床前的血压最低，饭后略有升高，晚餐后的血压值最高，睡觉时又会降低；睡眠不佳时，血压稍增高。

3.体型：高大、肥胖者血压较高。

4.体位：立位血压＞坐位血压＞卧位血压。

5.环境：寒冷环境血压可升高，高温环境血压可下降。

6.部位：一般右上肢高于左上肢，下肢高于上肢。

7.其他因素：情绪激动、剧烈运动、兴奋、疼痛、吸烟等均可使血压升高。

二、异常血压的评估及护理

（一）异常血压的评估

1.高血压：指未使用降压药的情况下，18岁以上成年人收缩压≥140 mmHg或舒张压≥90 mmHg称高血压（见表5-1）。95%患者的高血压病因不明称为原发性高血压，5%患者血压升高是其某种疾病的一种临床表现，称为继发性高血压。由于高血压患病率高，且常引起心、脑、肾等重要脏器的损害，是医学领域重点防治的疾病之一（见表5-1）。

表5-1　中国高血压分级标准（2010版）

分级	收缩压（mmHg）	舒张压（mmHg）
正常血压	＜120	＜80
正常高值	120～139	80～89
高血压：	≥140	≥90
1级高血压(轻度)	140～159	90～99
2级高血压(中度)	160～179	100～109
3级高血压(重度)单纯	≥180	≥110
收缩期高血压	≥140	＜90

注:当收缩压与舒张压分属不同级别时,以较高的级别作为标准。

2.低血压：指收缩压低于90 mmHg，舒张压低于60 mmHg称低血压。临床分为无症状型低血压、有症状型低血压和体位性（直立性）低血压。有症状型低血压的临床表现因引发低血压的疾病不同而各具特点，但共同表现是往往伴有眩晕、虚弱、嗜睡、视力模糊、精神不集中或意识蒙眬、晕厥等，严重者可发展为休克。无症状型低血压一般随原发病症的治疗获效而得以纠正。

3.脉压异常：指脉压增大，常见于主动脉瓣关闭不全、动脉硬化、甲亢等；脉压减小，常见于主动脉瓣狭窄、心包积液、末梢循环衰竭等。

（二）高血压患者的治疗与护理

1.休息与活动：合理安排生活，劳逸结合，保证足够休息和睡眠。

2.饮食与营养：低钠饮食，食盐<6克/天；补充钙和钾盐，多吃新鲜蔬菜；减少脂肪摄入，戒烟限酒。

3.病情观察：密切观察血压及其他症状，避免血压剧变。

4.正确使用降压药：强调长期药物治疗的重要性，详细告知降压药物的名称、作用、用法、剂量、疗效与不良反应的观察及应对方法；遵医嘱服药，不可随意增减药量，或漏服、补吃药物或突然停药；注意药物的不良反应，应监测血压，为药物治疗提供依据。

5.注意心理护理，加强健康指导。

第五节　生命体征的测量技术

【目的】

1.测量生命体征的变化，了解患者的病情变化。

2.协助诊断，为预防、治疗、康复、护理提供依据。

【操作前准备】

1.评估并解释：评估患者的年龄、病情、意识及治疗等；向患者和家属解释测量的目的、方法及注意事项等。

2.患者准备：体位舒适，情绪稳定，测量前30分钟安静休息，无进行冷热敷、洗澡、灌肠、进食及运动等情况。

3.操作者准备：着装整洁，洗手，戴口罩。

4.用物准备：治疗盘内备干燥的容器2个（分别装干净及污染的体温计）、血压计、听诊器、消毒纱布2块、记录本、速干手消毒剂；必要时，准备少许棉花，如果测量肛温，应另备液状石蜡、棉签、卫生纸、清洁手套、污物桶。

5.环境准备：光线充足、室温适宜、环境安静。

【操作步骤】

步　骤	要点与说明
1.**核对、解释**　携用物至患者床旁,核对患者的床号、姓名及目前的病情、治疗情况、合作程度,判断适宜的测量方法	• 确认患者 • 取得患者合作 • 30分钟内患者无进食、活动、冷热敷、情绪波动等影响因素,测量肢体无偏瘫、功能障碍
2.**体位**　卧位或坐位,舒适	
3.**测体温（腋温）**　检查体温计是否完好,将水银柱甩至35℃以下,用纱布擦干腋下的汗液,将体温计水银端放于腋窝处并紧贴皮肤,夹紧,10分钟后取出体温计,读数,放于弯盘内	• 极度消瘦者不宜测腋温 • 不能合作者,应协助完成
4.**测脉搏**　操作者以食指、中指、无名指指端按压桡动脉表面,脉搏正常者测30秒,所得数值乘以2,脉搏异常者测1分钟	• 压力大小以能清楚触及脉搏跳动为宜,不可用拇指,注意脉率、脉搏强弱等
5.**测呼吸**　保持诊脉手势,观察患者胸或腹起伏,一起一伏为一次,正常值者计数30秒,所得数值乘以2,呼吸微弱或危重者可用少许棉絮置于鼻孔前,观察棉絮被吹动的次数	• 注意呼吸节律、性质、声音、深浅、有无特殊气味、呼吸运动是否对称等
6.**测血压（肱动脉）** (1)协助患者卷袖露臂,肘部伸直,掌心朝上 (2)放平血压计,驱尽袖带内的空气,袖带平整缠于上臂中部,下缘距肘窝上2～3 cm,松紧能插入一指为宜	• 坐位时肱动脉平第四肋软骨,仰卧位时肱动脉平腋中线 • 必要时脱袖。袖带缠得太松或太紧,测得的血压值偏高或偏低
(3)充气至动搏搏动音消失,再加压20～30 mmHg,平视血压值;放气,使汞柱以4 mmHg/s的速度缓慢下降,听到第一次搏动音汞柱所指刻度为收缩压,搏动音突然减弱或消失,汞柱所指刻度为舒张压	• 充气不可过猛、过快,放气不可太慢或太快 • 视线保持与水银柱面同一水平 • WHO规定成人以搏动音消失为舒张压标准
(4)取下袖带,驱尽空气,放入盒内,血压计向右倾斜45°,水银全部流回槽内,关闭水银槽开关,盖上盒盖	
7.**读数与判断**　与正常值比较	• 有异常者及时汇报处理
8.**安置患者,整理用物**　恢复舒适体位,血压计消毒	• 必要时协助穿衣服
9.**洗手,记录与绘制**	

注:口腔和直肠也是测定体温较常用的部位,这两种温度都接近身体的中心温度,而且受到的干扰因素少,测出的体温较可靠。婴幼儿和昏迷患者通常测肛温,但直肠疾病或手术后、腹泻、心梗患者不宜直肠测温。热水坐浴、灌肠后须待30分钟后行直肠测温。精神异常、昏迷、婴幼儿、口腔疾患、口鼻腔手术、呼吸困难、不能合作者不可采用口表测温。

口腔测温:口表水银端置于患者舌下热窝部位,闭口3分钟取出。

直肠测温:肛表润滑水银端轻轻插入肛门3～4 cm,3分钟取出。

【注意事项】

1.如患者不慎咬破体温计，应立即清除玻璃碎屑以免损伤唇、舌、口腔、食管和胃肠道黏膜，再口服蛋清或牛奶以延缓汞的吸收。若病情允许，可服用粗纤维食物，以促进汞的排出。

2.不可用拇指诊脉，因拇指小动脉搏动较强，易与患者的脉搏相混淆。脉搏短绌的患者，按要求测量脉搏，即一名操作者测脉搏，另一名操作者测心率，由听心率的操作者发出开始、停止的口令，同时测量一分钟，记录方式为心率/脉率/分钟。

3.为偏瘫或肢体有损伤的患者测脉率和血压应选择健侧肢体，以免患侧肢体血液循环不良影响测量结果的准确性。因上肢受伤、残缺、烧伤，或者需上下肢血压对照时，测量下肢腘动脉血压。

4.需长期观察血压的患者应做到四定：定时间、定部位、定体位、定血压计。

5.肱动脉高于心脏水平，测得血压值偏低；肱动脉低于心脏水平，测得血压值偏高。

6.视线低于汞柱，测得血压值偏高；视线高于汞柱，测得血压值偏低。

7.发现血压异常或听不清时，应重新测量。重测时，应先将袖带内空气驱尽，汞柱降至"0"点，间隔1～2分钟后再测量，一般连测2～3次，取平均值，必要时可行双侧肢体血压测量对照。

附一：体温计的种类与消毒

（一）体温计的种类

1.玻璃汞柱体温计分口表、肛表、腋表三种（见图5-4）。

2.电子体温计（见图5-5）。

3.可弃式体温计（见图5-6）。

4.其他（报警体温计、远红外线体温计）。

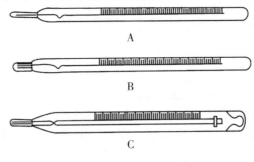

图5-4　玻璃汞柱体温表

A口表　B肛表　C腋表

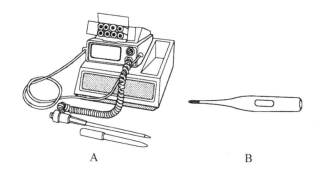

图5-5 电子体温计

A 医院用电子体温计   B 个人用电子体温计

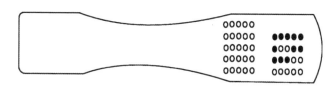

图5-6 可弃式体温计

（二）体温计的消毒

体温计先以肥皂水和清水冲洗干净，擦干后全部浸于消毒容器内，5分钟后取出，放入另一盛有消毒液容器内（常用消毒液：1%过氧乙酸、0.5%碘附、1%消毒灵、70%～75%乙醇等），30分钟后取出，用冷开水冲洗，再用消毒纱布擦干，存放于清洁的容器内备用。肛表、腋表、口表要分别清洗。消毒液和冷开水须每日更换，体温计及盛放的容器应每周进行一次彻底清洁和消毒。

体温计需定期检查其准确性。方法：将所有体温计的水银柱甩至35℃以下，于同一时间放入测试过的40℃温水内（切忌放在40℃以上的温水中，以免爆破），3分钟后取出检视。若读数相差0.2℃以上或玻璃管有裂隙的体温计则不再使用。

附二：血压计种类与消毒

（一）血压计的种类

1.汞柱式血压计（见图5-7）：台式、立式两种；立式血压计可任意调节高度。

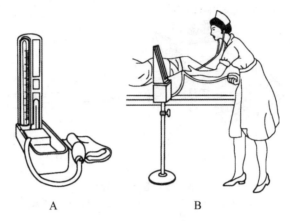

图5-7　水银血压计

A台式血压计　　　　　　　　B立式血压计

2.弹簧表式血压计。

3.电子血压计（见图5-8）。

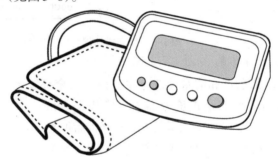

图5-8　电子血压计

（二）血压计的消毒

常用戊二醛、环氧乙烷熏蒸消毒；紫外线照射或臭氧消毒器消毒；可将袖带用含氯消毒液浸泡。

（白凤霞）

第六章　疼痛的护理技术

第一节　概述

疼痛是一种复杂的主观感受，是一种令人苦恼和痛苦的感觉。疼痛作为临床上常见的症状之一，与疾病的发生、发展和转归有着密切的联系，同时也是临床评价治疗和护理效果的标准之一。因此，医护人员应掌握疼痛的相关知识，做好疼痛患者的护理。

一、疼痛的概念及分类

（一）疼痛的概念

疼痛（pain）是一种令人不愉快的感觉和情绪上的感受，伴随着现有的或潜在的组织损伤。

（二）疼痛的分类

临床上常用的分类方法有以下几种：

1.疼痛的病程：急性痛、慢性痛。

2.疼痛的程度：微痛、轻痛、甚痛、剧痛。

3.疼痛的性质：钝痛、锐痛、跳痛、压榨样痛、牵拉样痛等。

4.疼痛的起始部位及传导途径：皮肤痛、躯体痛、内脏痛、牵涉痛、假性痛、神经痛。

5.疼痛的部位：头痛、胸痛、腰痛、骨痛等。

6.疼痛的系统：神经系统疼痛、心血管系统疼痛、血液系统疼痛等。

二、疼痛的原因

1.温度刺激：机体接触过高或过低的温度均会引起组织的损伤，受伤的组织释放的化学物质作用于神经末梢产生疼痛。

2.化学刺激：强酸、强碱等化学物质作用于机体，可直接刺激机体神经末梢引起疼痛。同时，强酸、强碱等物质引起的灼伤也可使组织释放化学物质，引起疼痛。

3.物理损伤：切割、针刺、身体组织受到牵拉、肌肉受压等物理因素均可使组织受损，刺激神经末梢引起疼痛。同时，物理因素导致的组织损伤释放的化学物质也可引起疼痛。

4.病理改变：各种疾病引起的组织的缺血缺氧、空腔脏器阻塞或过度扩张、炎症反应等均会引起疼痛。

5.心理因素：情绪低落、愤怒、焦虑、抑郁等不良心理状态可引起机体局部血管收缩或扩张而导致疼痛。

三、疼痛对个体的影响

个体疼痛时会出现心理、生理、行为方面的改变，提示疼痛会对全身产生影响。

（一）精神心理方面的改变

1.抑郁：慢性疼痛与抑郁关系密切，两者可互为因果，互相促进。

2.焦虑：疼痛常与焦虑同时出现，急性疼痛患者更明显。患者常由于急性的疼痛表现出难以控制的坐立不安、易激动、呼吸困难、颤抖等焦虑症状。

3.愤怒：长期反复发作的疼痛，会使患者对治疗丧失信心。患者可能会因为一点小事向家人和医务人员大发脾气，无缘无故地摔打东西，甚至无端地指责或辱骂别人，以发泄他们强烈的不满情绪。

4.恐惧：身患绝症的患者常表现出对死亡的恐惧，尤其当疾病所导致的各种不适症状或疼痛出现时。

（二）生理反应

1.神经内分泌系统：疼痛刺激使交感神经和肾上腺髓质兴奋，儿茶酚胺分泌增加，胰高血糖素的分泌增加，糖原分解和糖异生作用增强，结果血糖升高，机体呈负氮平衡。同时，机体促肾上腺皮质激素、皮质醇、醛固酮、抗利尿激素含量升高，甲状腺素的生成增快，机体处于分解状态。

2.循环系统：疼痛刺激使机体交感神经兴奋，使心率增快，外周血管收缩，血压升高。

3.呼吸系统：常表现为呼吸急促、浅快，尤以急性疼痛显著。

4.消化、泌尿系统：短暂强烈的疼痛可引起恶心、呕吐。长时间的疼痛可导致消化系统功能紊乱。因血管收缩、抗利尿激素增加，机体尿量减少。

5.生化反应：研究表明，疼痛患者体内内源性镇痛物质减少，抗镇痛物质和致痛物质增加。

（三）行为反应

1.语言反应：患者可因疼痛出现叫喊、呻吟、哭闹或不停地向医务人员提要求等语言表现。疼痛的语言表述尽管主观，却是患者对疼痛的最可靠的反应，但应注意那些没有或不能用语言表达疼痛的患者。

2.躯体反应：主要表现为机体在遭受伤害性刺激时所做出的躲避、逃跑、反抗、防御性保护或攻击等行为，常带有强烈的情绪色彩。

第二节　疼痛的护理技术

一、疼痛的评估

（一）评估的内容

1.疼痛史：疼痛的部位、时间、性质、程度、伴随症状、影响因素，患者控制疼痛的方式、对疼痛的耐受力及疼痛表达方式等。

2.社会心理因素：患者社会支持情况、镇痛药物使用情况、精神病史及精神状态等。

3.医疗史：目前及以往的疾病史和治疗史。

4.镇痛效果评估：对治疗和护理后的效果及不良反应进行评价，为下一步疼痛管理提供依据。

（二）评估的方法

1.交谈法：通过与患者和家属的交谈收集患者疼痛评估的内容。

2.观察与临床检查：主要收集患者疼痛时的心理、生理和行为反应方面的资料。

3.使用评估工具

（1）数字评分法（NRS）（见图6-1）：将一条直线等分为10段，用数字0～10代替文字来表示患者的疼痛感受，一端"0"表示无痛，另一端"10"表示最严重的疼痛，中间依次表示疼痛的不同程度。

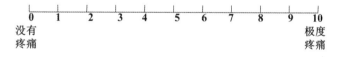

图6-1　数字评分法

（2）文字描述评定法（VDS）（见图6-2）：将一条直线等分为5段，每个点均有描述疼痛的文字，患者可选择其中之一表示自己的疼痛程度。

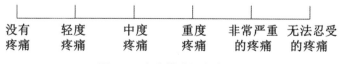

图6-2　文字描述评定法

（3）视觉模拟评分法（VAS）：用一条直线，不做任何划分，仅在直线的两端分别注明不痛和剧痛，患者根据自己对疼痛的感觉在直线上标记疼痛的程度。

（4）面部表情疼痛评定法（FPS）（见图6-3）：采用六个代表不同疼痛程度的面部表情图，患者从中选择一个作为自己的疼痛感觉。

图6-3　面部表情疼痛测量图

（5）按WHO的疼痛分级标准进行评估，疼痛分为4级：

0级：无痛。

1级（轻度疼痛）：平卧时无疼痛，翻身咳嗽时有轻度疼痛，但可以忍受，睡眠不受影响。

2级（中度疼痛）：静卧时痛，翻身咳嗽时加剧，不能忍受，睡眠受干扰，要求用镇痛药。

3级（重度疼痛）：静卧时疼痛剧烈，不能忍受，睡眠严重受干扰，需要用镇痛药。

（6）Prince-Henry评分法：主要用于胸腹部术后或气管切开插管不能说话的患者，需要提前训练患者用手势表达疼痛反应，分为5个等级：

0分：咳嗽时无疼痛。

1分：咳嗽时有疼痛发生。

2分：安静时无疼痛，但深呼吸时有疼痛发生。

3分：静息状态时即有疼痛，但较轻微，可忍受。

4分：静息状态时即有剧烈疼痛，并难以忍受。

（三）评估的记录

记录疼痛的方法一般分为由医护人员完成的住院患者的护理记录和由门诊患者自己完成的护理记录。医护人员应在护理病历中的入院评估单、护理记录单中记录患者疼痛的评估内容。

二、疼痛的护理原则

1.正确地评估患者的疼痛。

2.消除和缓解患者的疼痛。

3.协助病因治疗和正确用药。

4.提供社会心理支持和健康教育。

三、疼痛的护理措施

（一）减少或消除引起疼痛的原因

外伤引起的疼痛，应酌情给予止血、包扎、固定、处理伤口等措施；胸腹部术后，医护工作者可以协助患者按压伤口，指导患者进行有效咳嗽。

（二）合理运用缓解或解除疼痛的方法

1.药物止痛：药物止痛治疗是疼痛治疗的主要方法。医护人员应掌握相关的药理学知识，在正确评估患者的身体状况和有关疼痛治疗情况的基础上，正确使用镇痛药。

（1）镇痛药物分类（目前主要分为3种类型）：①阿片类镇痛药，如吗啡、美沙酮、哌替啶、芬太尼、可待因等；②非阿片类镇痛药，如阿司匹林、对乙酰氨基酚、双氯芬酸钠、布洛芬等；③辅助药物，如激素、解痉药、抗惊厥药和抗抑郁药等。

（2）镇痛药的给药途径：给药途径以无创为主，但应根据药物性质和患者自身具体情况选择给药途径，常见的给药方法有口服给药法、直肠给药法、经皮肤给药法、舌下含服给药法、肌内注射法、静脉给药法、皮下注射等。

（3）三阶梯镇痛疗法：对于癌性疼痛的药物治疗，目前临床上普遍采用WHO所推荐的三阶梯镇痛疗法。其目的是逐渐升级，合理应用镇痛药以缓解疼痛。其原则是口服给药、按时给药、按阶梯给药、个体化给药、密切观察药物不良反应及宣教。其内容是：①第一阶梯：主要适用于轻度疼痛的患者，使用非阿片类镇痛药，可酌情加用辅助药。②第二阶梯：主要适用于中度疼痛的患者，使用弱阿片类镇痛药，可酌情加用辅助药。③第三阶梯：主要适用重度和剧烈癌痛的患者，使用强阿片类镇痛药，可酌情加用辅助药。

（4）患者自控镇痛泵的应用：患者自控镇痛泵（PCA）是通过计算机或机械弹性原理控制的微量注射泵，患者可以根据自己的需要支配给药镇痛。

2.物理止痛：应用冷、热疗法可减轻患者局部疼痛。此外，理疗、按摩和推拿也是临床常用的物理止痛方法。

3.针灸止痛：根据疼痛的部位，针刺相关穴位以达到止痛的目的。

4.经皮神经电刺激疗法：通过皮肤将特定的低频脉冲电流输入人体以治疗疼痛的电疗方法称为经皮神经电刺激疗法（TENS）。

（三）提供社会心理支持

告知患者和家属疼痛对个体的影响，使他们认识到这是一种正常反应。鼓励患者和家属正确描述疼痛，并和他们一起积极寻求缓解疼痛的方法。

（四）运用心理护理方法及疼痛心理疗法

1.运用心理护理方法：减轻心理压力、转移注意力、放松疗法等。

2.疼痛的心理疗法：安慰剂疗法、暗示疗法、催眠疗法、生物反馈疗法等。

（五）采取促进患者舒适的措施

通过医疗护理活动促进患者的舒适，可以减轻或缓解疼痛。比如安置患者舒适的卧位，提供舒适整洁的床单位，定时开窗通风，调节病室温度、湿度等。

（六）健康教育

根据患者的具体情况，选择相应的健康教育内容。一般应包括：讲解疼痛相关知识，使患者能准确、客观描述疼痛；指导患者正确用药；教导患者能够正确使用疼痛评估工具。

（赵丽霞）

第七章 冷热疗技术

冷和热对人体是一种温度刺激，无论用于局部或全身，都可借助于神经末梢的传导，引起皮肤和内脏器官的血管收缩或扩张，改变机体各系统的体液循环和新陈代谢等活动，以达到治疗的目的。

第一节 冷疗技术

冷疗（cold therapy）是指用比人体温度低的物体（固体、液体、气体），使皮肤的温度降低，以达到治疗的目的。

一、冷疗的作用

（一）减轻局部充血或出血

冷可使毛细血管收缩，减轻局部充血、出血，常用于扁桃体手术后、牙科术后、鼻衄、头部外伤及扭伤、挫伤早期等。施行短时间的冷敷，可防止皮下出血和肿胀。

（二）减轻疼痛

冷可抑制细胞活动，使神经末梢敏感性降低而减轻疼痛。由于充血压迫神经末梢而致疼痛者，也可因冷使血管收缩解除压迫而止痛。临床上常用于牙痛、急性损伤和外科小手术的局部麻醉等。

（三）制止炎症扩散和化脓

冷可使皮肤血管收缩，减少局部血流，使细胞代谢降低，同时也降低了细菌的活力，抑制了炎症和化脓的扩散。

（四）降低体温

当冷直接作用于皮肤大血管处，通过物理作用，可将体内的热传导散发于体外，全身用冷后，先是毛细血管收缩，继而皮肤血管扩张，增加散热，来降低体温。临床上常用于高热、中暑患者，对脑外伤、脑缺氧患者则利用局部或全身降温，减少脑细胞需氧量，有利于脑细胞的康复。

二、影响冷疗的因素

（一）冷疗的部位和方法

冷疗应用的部位方法不同，效果也不同。如高热患者的降温应在较大的动脉处置冷，或用全身冷疗法，可收到良好的效果。为减轻局部充血和出血，或制止炎症和化脓，可局部置冷以达到用冷的效果。

（二）冷疗面积

用冷面积大小与冷的效果有关，如全身用冷，冷疗面积大，反应则强；局部用冷，冷疗面积小，反应则弱。

（三）冷疗时间

根据冷疗的目的、机体的状态和局部组织的情况确定冷疗时间，一般用冷时间为15～20分钟。时间过长或反复用冷可导致不良反应，如出现寒战、面色苍白，以至影响脉搏和呼吸。

（四）病情和个体差异

不同的年龄、疾病和机体状况，对冷的反应不相同，冷疗的效果也不相同。正确用冷，才能发挥冷疗效用，如中暑、高热患者可用冷疗降温。需要注意的是，麻疹高热不可用冷疗降温；对老幼患者，冷疗要慎重；对末梢循环不良者，则应忌用冷疗。

三、冷疗的禁忌

1.大面积组织受损、局部血液循环不良或感染性休克、微循环明显障碍、皮肤颜色青紫时，不宜用冷敷，以免加重微循环障碍，促进组织坏死。

2.慢性炎症或深部有化脓病灶时，不宜冷疗，以免使局部血流量减少，影响炎症吸收。

3.忌用冷的部位：枕后、耳郭、阴囊处忌用冷疗，以防冻伤。心前区忌冷，以防反射性心率减慢、心房、心室纤颤及传导阻滞。腹部忌冷，以防腹泻。足底忌冷，以防反射性末梢血管收缩，影响散热或引起一过性的冠状动脉收缩。

四、冷疗技术

根据用冷面积及方式，冷疗法可分为局部冷疗和全身冷疗。局部冷疗包括使用冰袋、冰囊、冰帽、冰槽、冷湿敷法和化学制冷袋等。全身冷疗包括温水擦治、冰盐水灌肠等。

【目的】

降温、止血、镇痛、消炎、消肿。

【操作前准备】

1.评估并解释：评估患者的年龄、病情、意识、体温、治疗情况、局部皮肤状况、活动能力及合作程度；向患者及家属解释冷疗的目的、方法、注意事项及配合要点。

2.患者准备：了解操作的目的、方法、注意事项及配合要点，体位舒适，愿意合作。

3.操作者准备：着装整洁，修剪指甲，洗手，戴口罩。

4.用物准备：按照操作需求准备冰袋、冰帽、凡士林、纱布、大毛巾、小毛巾、热水袋、布套、水温计、盆、卵圆钳、速干手消毒剂、污物桶。

5.环境准备：室温适宜，酌情关闭门窗。

【操作步骤】

步　骤	要点与说明
1.核对、解释　携用物至患者床旁,核对患者的床号、姓名,向患者说明操作目的及配合方法	●确认患者 ●取得患者合作
▲冰袋、冰囊 (1)备冰袋或化学制冷袋 (2)将冰袋装入布套 (3)放置于局部	●降低体温,局部消肿、止血、阻止发炎或化脓,减轻疼痛 ●避免与皮肤接触,检查有无破损、漏水
▲冰帽 头部置于冰帽内,后颈部、双耳郭垫海绵;排水管放水桶内	●降低脑温,防治脑水肿,减轻脑细胞损害 ●防止水流入耳内,保护角膜 ●维持肛温在33℃左右,不可低于30℃,以防心室纤颤等并发症出现
▲冷湿敷 (1)患处准备:暴露患部,将一次性治疗巾垫在冷敷部位下面,局部涂凡士林,上盖一块纱布 (2)冷敷:将敷布浸入冰水中,拧至半干折叠后敷在患处,每3~5分钟更换一次敷布,持续15~20分钟,完毕擦干冷敷部位,擦掉凡士林	●止血、消炎、消肿、止痛、降温 ●敷布需浸透,以不滴水为度 ●若冷敷部位为开放性伤口,需按无菌技术处理伤口,高热患者降温敷于前额
▲温水拭浴 (1)松被尾、脱衣:大毛巾垫擦拭部位下面 (2)冰袋置头部,热水袋置足底 (3)拭浴方法:小毛巾浸入温水中,拧至半干,缠在手上成手套状,以离心方向拭浴,拭浴毕,用大毛巾擦干皮肤	●为高热患者降温 ●保护床单位 ●头部置冰袋,以助降温;足底放置热水袋,促进足底血管扩张而减轻头部血管充血,使患者舒适 ●温水32~34℃,禁忌擦拭胸前区、腹部、后颈部、足心部位

续表

(4)拭浴顺序： 1)双上肢：①颈外侧→肩→上臂外侧→前臂外侧→手背；②侧胸→腋窝→上臂内侧→前臂内侧→手心	• 擦至腋窝、肘窝、手心、腹股沟、腘窝处，稍用力并延长擦拭时间，以促进散热
2)腰背部：患者侧卧，从颈下肩部→臀部，擦拭毕，穿好上衣	
3)双下肢：①外侧：髋部→下肢外侧→足背；②内侧：腹股沟下肢内侧→内踝；③后侧：臀下→大腿后侧→腘窝→足跟	
(5)时间：每侧(四肢、腰背部)3分钟，<20分钟	• 30分钟后测量体温，如体温降至39℃以下，应取下头部冰袋
(6)拭浴毕，取下热水袋，根据需要更换干净衣裤	
2.**观察** 效果与反应	• 有异常，停止操作，及时处理
3.**操作后处理** 撤掉用物，协助患者取舒适体位，整理床单位，处理用物，开窗通风，撤去屏风	
4.**洗手，记录**	

【注意事项】

1.用冷的时间< 30分钟，长时间使用者，需间隔1小时后再重复使用，以防产生继发效应（用冷或用热超过一定时间，产生与生理效应相反的作用）。

2.注意观察局部皮肤变化，每10分钟查看一次皮肤颜色，确保患者局部皮肤无发紫、麻木及冻伤发生。

3.物理降温，应在用冷30分钟后测量体温并记录。

第二节　热疗技术

热疗（heat therapy）是指用高于人体温度的物体（固体、液体、气体）作用于局部或全身的皮肤、黏膜而产生效应的一种治疗方法。

一、热疗的作用

（一）促进炎症的消散或局限

当热的物质与皮肤直接接触时，把热传到皮肤，使局部血管扩张，改善血液循环，增强新陈代谢和白细胞的吞噬功能。因而在炎症早期用热可促进炎性渗出物的吸收和消散，在炎症后期用热可使炎症局限。同时，因白细胞释放蛋白溶解酶溶解坏死组织，有助于坏死组织的清除与组织修复。

（二）解除疼痛

温热的刺激能降低痛觉神经的兴奋性，改善血液循环，减轻炎性水肿及组织缺氧，加速致痛物质（组织胺等）的排出；又由于渗出物逐渐吸收，从而解除对局部神经末梢的压力，减轻疼痛。温热能使肌肉、肌腱、韧带等组织松弛，可解除因肌肉痉挛、强直而引起的疼痛。临床上常用于腰肌劳损、胃肠痉挛、肾绞痛等。

（三）减轻深部组织充血

局部用热刺激神经末梢，引起反射性血管扩张，体表血流增加，相对减轻了深部组织的充血。

（四）保暖

冬天常对小儿、老年及末梢循环不良的患者进行保暖，以促进血液循环，维持体温的相对恒定，使其舒适。

二、影响热疗的因素

（一）用热方式

选择热疗的方式不同，热疗的效果不同。同等温度下，湿热法效果优于干热法效果，这是因为水的导热能力比空气的导热能力强。因此，干热法应比温热法的温度高。

（二）热疗面积

热效应和热敷面积大小有关，面积大对热反应就较强，反之则较弱。

（三）热疗时间

热效应与热疗的时间长短不成比例关系，热疗时间一般为20～30分钟，热敷时间过长，不但会影响热疗作用，有时还可引起不良反应。

（四）热疗温度

热疗的温度与体表温度相差愈大，机体反应愈强，反之反应愈小。此外，室温高低也可影响热效应，室温过低，则散热快，热效应减低。

（五）个体差异

不同的机体、精神状态、年龄、性别以及神经系统对热的调节功能、对热的耐受力都有差异，用同一强度的温度刺激，会产生截然不同的热效应。如老年人和婴儿对热特别敏感，而昏迷、瘫痪以及循环不良的患者对热反应迟钝或消失，故对此类患者用热时要加倍小心，以防烫伤。

三、热疗的禁忌

1.急性腹部疾患尚未明确诊断前：热疗虽能减轻疼痛，但易掩盖病情真相而贻误诊断和治疗。

2.面部危险三角区感染化脓时，因该处血管丰富又无瓣膜，且与颅内海绵窦相通，热疗能使血管扩张，导致细菌和毒素进入血循环，使炎症扩散，造成严重的颅内感染和败血症。

3.各种脏器出血者，因用热可使局部血管扩张，增加脏器的血流量和血管的通透性，从而加重出血。

4.软组织挫伤、扭伤或砸伤初期（48小时），因热疗促进血循环，增加皮下出血及疼痛。

5.皮肤湿疹、细菌性结膜炎：因热敷后可使局部温度升高，有利于细菌繁殖和分泌物增多而加重病情。

四、热疗技术

常用干热技术：热水袋、化学制热袋、烤灯等；常用湿热技术：热湿敷、热水坐浴和温水浸泡等。

【目的】

保暖、解痉、镇痛、舒适；消炎、消肿；促进疮面结痂、保护肉芽组织生长。

【操作前准备】

1.评估并解释：评估患者的年龄、病情、意识、体温、治疗情况、局部皮肤状况、活动能力及合作程度；向患者及家属解释热疗目的、方法、注意事项及配合要点。

2.患者准备：了解操作目的、方法、注意事项及配合要点，体位舒适，愿意合作。

3.操作者准备：着装整洁，修剪指甲，洗手，戴口罩。

4.用物准备：按照操作需求准备热水袋、布套、毛巾、凡士林、红外线灯、烤灯、纱布、卵圆钳、水温计、盆、药液、镊子、速干手消毒剂、污物桶。

5.环境准备：室温适宜，酌情关闭门窗。

【操作步骤】

步　骤	要点与说明
1.**核对、解释**　携带用物至患者床旁,核对患者的床号、姓名,向患者说明操作目的及配合方法	● 确认患者 ● 取得患者合作
▲**热水袋** (1)测量、调节水温	● 保暖、解痉、镇痛、舒适 ● 成人60 ℃～70 ℃;昏迷、局部知觉麻痹、麻醉未清醒,小儿、老年等患者,水温应调至50 ℃

续表

步　骤	要点与说明
(2)准备热水袋:灌水 1/2～2/3 满,排气,擦干热水袋,检查有无漏水	
(3)将热水袋放入布套	● 避免与皮肤直接接触,增进舒适
(4)放置所需部位,袋口朝身体外侧	● 谨慎小心,避免烫伤
(5)时间:30 分钟	● 发现局部皮肤潮红、疼痛时,应立即停止使用,并在局部涂凡士林
▲烤灯、红外线灯	● 消炎、镇痛、解痉,促进创面干燥结痂,保护肉芽和上皮再生,促进伤口愈合
(1)患处准备:暴露热疗部位并清洁,体位舒适	
(2)调节:灯距为 30～50 cm,温热感为宜	● 防止烫伤
(3)照射:照射 20～30 分钟,注意保护	● 面颈部及前胸部照射者应戴有色的眼镜或用纱布遮盖,以保护眼睛,皮肤出现红斑为合适
▲热湿敷	● 解痉、消炎、消肿、止痛
(1)患处准备:暴露患部,将治疗巾垫在受敷部位下面,局部涂凡士林,上盖一块纱布	● 保护皮肤及床单位,必要时进行遮挡
(2)热湿敷:敷布浸入热水中,拧至半干,折叠后敷在患处,上盖棉垫,每 3～5 分钟更换一次敷布,及时更换盆内热水以维持水温,持续 15～20 分钟	● 水温为 50 ℃～60 ℃,拧至不滴水为宜,放在手腕内侧试温,以不烫手即可
	● 如患者感到烫热,可揭开敷布一角以散热确保热敷效果
	● 若热敷部位有伤口,需按无菌技术处理伤口
▲热水坐浴	● 减轻局部疼痛、水肿、炎症,用于会阴、肛门、外生殖器疾患及盆腔充血、水肿、炎症及疼痛
(1)配药、调温:遵医嘱配制药液置于浴盆内 1/2 满,调节水温	● 水温 45 ℃～50 ℃,避免烫伤
(2)置浴盆于坐浴椅上	● 维护患者隐私,嘱患者排空二便
(3)遮挡、暴露:屏风或床帘遮挡,暴露患处	● 臀部全部浸入水中
(4)坐浴:协助患者脱裤子至膝盖部后取坐姿;嘱患者用纱布蘸药液清洗外阴部皮肤;待适应水温后坐入盆内浸泡 15～20 分钟	● 保证水温,达到治疗效果,若有伤口,需按无菌技术处理伤口
▲温水浸泡	● 维护患者隐私,嘱患者排空二便
	● 用于消炎、镇痛、清洁创口等;用于手、足、前臂、小腿部位的感染早期,使炎症局限
(1)配药、调温:遵医嘱配制药液置于浴盆内 1/2 满,调节水温	● 水温 43 ℃～46 ℃

续表

步　骤	要点与说明
(2)暴露患处	● 便于操作,舒适
(3)浸泡:将肢体慢慢放入盆内,必要时用镊子夹取纱布反复清擦疮面,使之清洁	● 使患者逐渐适应,若有伤口,需按无菌技术处理伤口
2.**观察**　效果与反应	● 观察患者有无面色苍白、脉搏加快、头晕及软弱无力,皮肤有无发红、疼痛等,有异常,停止操作,及时处理
3.**操作后处理**　撤掉用物,协助患者取舒适体位,整理床单位,处理用物,开窗通风,撤去屏风	
4.**洗手,记录**	● 记录浸泡时间、药液、效果、反应

【注意事项】

1.加强责任心,严格交接班制度,严防烫伤。

2.治疗后30分钟方能外出,以防受凉。

3.女性患者经期、妊娠后期、产后2周内、阴道出血和盆腔急性炎症期不宜坐浴,以免引起感染。

4.及时听取患者对用热的反应。

(白凤霞)

第八章　患者的饮食与营养护理技术

　　饮食（diet）是人类赖以生存与发展的物质基础。营养（nutrition）是机体从外界摄入食物，经过体内的消化、吸收、代谢后，或参与构建组织器官，或满足生理功能和体力活动需要的必要的生物学过程。饮食和营养能维护人体的健康，也可以危害健康。此外，在患病状态下，通过特殊的途径给予患者均衡的饮食及充足的营养也是促进患者康复的有效治疗方法。因此，医护人员应掌握饮食与营养的相关知识和技术，以满足患者的营养需求，促进疾病康复。

第一节　概述

　　机体为维持生命和健康、保证生长发育，必须从食物中摄取一定量的热能及营养素。医护人员必须掌握人体对营养的需要，以及饮食、营养与健康和疾病愈合的关系，才能进一步促进疾病恢复和维护健康。

一、人体对营养的需求

　　能够在生物体内被利用，具有供给能量、构成机体及调节和维持生理功能的物质称为营养素。人体所需的营养素有七大类：蛋白质、脂肪、碳水化合物、矿物质、维生素、水和纤维素。其中，碳水化合物、脂肪和蛋白质经体内氧化可以释放能量，称为产能营养素。其产热量分别为：糖类 16.7 kJ/g（4 kcal/g），脂肪 37.6 kJ/g（9 kcal/g），蛋白质 16.7 kJ/g（4 kcal/g）。

　　各种营养素的生理功能、主要来源及每日参考摄入量见表8-1。

表8-1　各种营养素的功能、来源及参考摄入量

营养素	生理功能	主要来源	每日参考摄入量
蛋白质	构成、更新及修复人体组织；构成体内各种重要的生理活性物质；维持血浆渗透压；提供热能	动物性蛋白，如肉、蛋、乳等食物；植物性蛋白，如豆类	男性65 g 女性55 g
脂肪	提供及储存热能；维持正常体温，保护脏器；构成机体组织；供给必需脂肪酸；促进脂溶性维生素的吸收；增加饱腹感	动物性脂肪，如肉类食物；植物性脂肪，如植物油、坚果类等	占总能量的20%～30%
碳水化合物	提供热能；构成机体组织；节约蛋白质；抗生酮作用；保肝解毒	谷类和根茎类食物（谷薯类），各种食糖（蔗糖、麦芽糖等）	占总能量的50%～65%
矿物质			
钙	构成骨骼、牙齿；调节心脏和神经的正常活动；维持肌肉紧张度；参与凝血过程；激活多种酶；降低毛细血管和细胞膜的通透性	奶及奶制品、海带、小虾米皮、芝麻酱、豆类、绿色蔬菜、骨粉等	800 mg
磷	构成骨骼、牙齿、软组织；促进物质活化；参与多种酶、辅酶的合成；调节能量释放；调节酸碱平衡	分布广泛，如瘦肉、鱼、蛋、海带、紫菜等	720 mg
镁	多种酶的激活剂；维持骨骼生长和神经肌肉的兴奋性；维持胃肠道功能；维持心血管功能等	绿叶蔬菜、粗粮、坚果	330 mg
铁	维持正常的造血功能；参与氧的运输；构成某些呼吸酶的重要成分，促进生物氧化还原反应	动物性食物，如猪肝及全血、肉蛋类；豆类、绿色蔬菜	男性12 mg 女性20mg
锌	促进机体发育和组织再生；参与酶的构成；参与机体免疫过程；促进性器官与性功能的正常发育；促进VitA的正常代谢和生理功能；促进食欲	贝壳类海产品，如牡蛎、蛏干、扇贝等；红色肉类及内脏；蛋、豆、坚果等	男性12.5 mg 女性7.5 mg

续表

营养素	生理功能	主要来源	每日参考摄入量
碘	参与甲状腺素的合成	海产品,如海带、紫菜、海参、海盐;碘盐	120 μg
维生素			
脂溶性维生素			
维生素A	维持正常暗视觉;保持皮肤与黏膜的健康;增强机体免疫力;促进生长发育	动物肝脏、鱼肝油、奶制品、禽蛋类;有色蔬菜及水果等	男性800 μg RAE 女性700 μg RAE
维生素D	调节钙磷代谢,促进钙磷吸收	海鱼、动物肝脏、蛋黄及鱼肝油制剂;体内转化	10 μg
维生素E	抗氧化作用,保持红细胞完整性,改善微循环;参与DNA、辅酶Q的合成	植物性食物为主,如植物油、谷、坚果、豆类、绿叶蔬菜等	14 mga-TE
维生素K	合成凝血因子,促进血液凝固	动物肝脏、绿色蔬菜;肠内细菌合成	80 μg
水溶性维生素			
维生素B₁（硫胺素）	构成辅酶TPP;参与糖代谢过程;影响某些氨基酸与脂肪的代谢;调节神经系统功能	未精细加工的谷类、豆类及坚果类;动物内脏、禽蛋类等	男性1.4 mg 女性1.2 mg
维生素B₂（核黄素）	构成体内多种辅酶,参与生物氧化及能量代谢;参与维生素B₆与烟酸代谢;保持皮肤黏膜的完整性	动物性食物,如内脏、禽蛋类、奶类;植物性食物,如豆类、绿色蔬菜等	男性1.4 mg 女性1.2 mg
维生素B₆	构成多种辅酶,参与物质代谢	白色肉类食物,如鸡、鱼及其内脏;豆类	1.4 mg
维生素B₁₂（钴胺素）	参与同型半胱氨酸甲基化转为蛋氨酸;参与甲基丙二酸以琥珀酸的异构化反应	动物性食物为主,如内脏、禽鱼、蛋黄等	2.4 μg
叶酸	携带一碳单位;参与氨基酸代谢;参与血红蛋白合成,参与其他生物活性物质合成	动、植物性食物中富含	400 μg
维生素C（抗坏血酸）	抗氧化、清除自由基;促进铁、钙吸收和利用;合成胶原、神经递质、抗体;参与胆固醇代谢	新鲜蔬菜、水果	100 mg

续表

营养素	生理功能	主要来源	每日参考摄入量
水	构成机体组织;调节体温;溶解并运送营养素和代谢产物;维持消化、吸收功能;润滑作用;直接参与体内氧化还原反应	饮用水、食物中的水、体内代谢水	——
膳食纤维	促进肠道功能,预防便秘;控制体重、减肥;降低血糖及胆固醇;预防结肠癌	植物性食物,如谷、豆类;新鲜水果及蔬菜	——

注:表中每日参考摄入量引用中国营养学会2013版的"中国居民膳食营养素参考摄入量"成人18~49岁年龄组中等劳动强度的标准。

二、饮食、营养和人体健康的关系

(一)饮食与健康的关系

食物是人类赖以生存和发展的物质基础,合理的饮食及均衡的营养是维持人体健康的基石。合理均衡的饮食提供人体每日所必需的能量需求,构成机体组织,促进机体的生长发育,调节人体各个系统的生理机能,维持机体内环境的稳定,最终维系人体的健康。相反,某些营养素的摄入过量、不足或饮食不当均可危害健康,导致某些疾病的发生与发展。例如:食物单一或长期短缺可引起缺铁性贫血、佝偻病等营养缺乏性疾病;长期过量摄入高热能的营养素导致肥胖、心血管疾病等营养失调性疾病;食物储存不当、污染、暴饮暴食可引起胃肠炎、食物中毒等食源性疾病。

(二)饮食与疾病治愈的关系

机体在患病状态下伴有不同程度的代谢变化,根据疾病的病理生理特点,制订特定的饮食配方和治疗方案,增强机体抵抗力,促进组织修复。

1.补充额外损失及消耗的营养素

机体在疾病状态下,可引起能量和营养素的消耗增加或某些特定营养素的额外损失。通过及时、合理地调整营养素的摄入种类和量,可以满足机体对营养素的需求,从而提高患者的抵抗力,促进疾病治愈和创伤组织的修复。

2.辅助治疗及诊断疾病

饮食治疗已经成为某些疾病重要的治疗手段之一。调整食物构成,减少某种营养素的摄入量,可以减轻脏器的负担,控制病情的发展,如右心衰水肿的患者控制钠盐的摄入可减轻心脏的负担。控制某些营养成分的摄入量可以控制某些疾病的发展,如糖尿病、高血压、冠心病、痛风等。某些情况下需要特殊的营养支持，如胃肠内营养、胃肠外营养。同时，特定的饮食可以协助疾病诊断，如葡萄糖耐量试验饮食可辅助诊断糖尿病。

三、营养状况的评估

营养评估是健康评估的重要组成部分，是了解患者营养状况的前提。通过评估，医护人员可及时、准确地判断患者的营养状况以及对各种营养素的需求，对有针对性地进行饮食治疗及护理、改善患者的营养及促进康复有重要的指导作用。

（一）影响因素的评估

1.生理因素

（1）年龄：不同年龄段的个体在生长发育过程中对热能及营养素的需要量不同。婴幼儿、青少年生长发育的速度快，对于热能及各种营养素的需要量相对较高；老年人新陈代谢慢，对于热能的需要量较低，但对营养素钙的需要量增加。

（2）活动量：活动是人体能量消耗的重要因素，也是人体保持能量平衡和维持健康的主要部分。活动强度、工作性质、工作条件不同，能量消耗不同。

（3）特殊生理时期：女性在妊娠期、哺乳期对营养素的需求量显著增高，并且伴有饮食习惯的改变。

2.病理因素

（1）疾病与创伤：许多疾病与创伤影响患者的食欲及食物在体内的代谢过程。当患有高代谢疾病及慢性消耗性疾病时，机体对于能量的需求量增加；伤口愈合和感染期间，患者对蛋白质的需求量较高。

（2）食物过敏与不耐受：因机体免疫因素的影响，某些个体对特定食物过敏，如进食鸡蛋后出现腹泻、哮喘；某些个体因空肠缺乏乳糖酶，导致机体对乳类食物不耐受，食用乳制品引起腹泻。

（3）药物：影响患者的食欲及营养素在体内的吸收、代谢过程，如胰岛素、类固醇等药物增进食欲，利尿剂、抗酸剂导致钙的缺乏，异烟肼使维生素B_6排泄增加。

3.心理因素

不良的情绪可引起交感神经兴奋，抑制胃肠道蠕动及消化液分泌，使机体食欲降低，引起进食减少、偏食、厌食等症状。

4.社会因素

不同的经济水平、民族、宗教信仰、社会文化习俗、地理位置、生活方式、进餐环境均可影响个人的饮食、营养状况。

（二）身体营养状况的评估

1.体格检查

通过对患者的外貌、皮肤、指甲、毛发、肌肉和骨骼等方面的评估，初步确定患者的营养状况（见表8-2）。

表8-2　不同营养状况的身体征象

项目	营养良好	营养不良
外貌	发育良好、精神、有活力	消瘦、发育不良、缺乏兴趣、倦怠、疲劳
皮肤	皮肤有光泽、弹性良好	无光泽、干燥、弹性差、肤色过淡或过深
毛发	浓密、有光泽	失去光泽，干燥稀疏
指甲	粉色、坚实	粗糙、无光泽、易断裂
口唇	柔润、无裂口	肿胀、口角裂、口角炎症
肌肉和骨骼	肌肉结实、皮下脂肪丰满、有弹性；骨骼无畸形	肌肉松弛无力、皮下脂肪菲薄；肋间隙、锁骨上窝凹陷，肩胛骨和髂骨突出

2.人体测量

人体体格测量数据作为评价营养状况的综合指标，广泛应用于临床工作中，临床中常用的人体测量项目包括体重、皮褶厚度、围度等。

（1）身高、体重：是综合反映个体生长发育及营养状况的最重要的指标。体重可以反映一定时间内营养状况的变化，身高则可以反映较长时期的营养状况。

①理想体重：我国常用的标准体重的计算公式为Broca公式的改良公式：

男性：标准体重（kg）=身高（cm）-105

女性：标准体重（kg）=身高（cm）-105-2.5

实测体重占标准体重的百分数计算公式：

$$\frac{实测体重-标准体重}{标准体重}\times100\%$$

实测体重在理想体重±10%为正常范围，±10%～20%为超重或消瘦，超过±20%为肥胖或极度消瘦。

②体质指数（BMI）：通过体重和身高的比例来衡量体重是否正常，是目前评价肥胖和消瘦最常用的指标。它是反映蛋白质能量营养不良及肥胖症的可靠指标。

公式：BMI=体重（kg）/〔身高（m）〕^{2}

评价标准：WHO标准，BMI正常值为18.5～24.9，<18.5为营养不良，≥25.0为超重，≥30为肥胖；亚太标准，BMI正常值为18.5～22.9，≥23.0为超

重，≥25.0为肥胖；我国BMI标准，18.5～23.9为正常，＜18.5为营养不良，≥24为超重，≥28为肥胖。此标准不适用于儿童、发育中的青少年、孕妇、乳母、老人及体型健硕的运动员。

（2）皮褶厚度：反映人体皮下脂肪的含量，临床用于评估脂肪消耗情况，并作为评价能量缺乏和肥胖程度的指标。常用皮褶厚度的测量部位包括肱三头肌、肩胛下和腹部。正常参考值为：男性12.5mm，女性16.5mm。所测数据与同年龄、同性别的正常值相比较，较正常值少35%～40%为重度消耗，25%～34%为中度消耗，24%以下为轻度消耗。

（3）上臂围（MAC）：反映肌蛋白贮存和消耗程度，也可反映热能代谢的情况。我国男性上臂围平均为27.5cm，女性为25.8 cm。测量值：标准值90%为营养正常，80%～90%为轻度营养不良，60%～80%为中度营养不良，60%为重度营养不良。

（4）腰围（WC）：反映腹部皮下脂肪厚度和营养状态，是间接反映人体脂肪分布状态的指标。国际糖尿病联盟将腰围作为诊断代谢综合征的必需危险因子。WHO建议男性腰围在94cm以内、女性腰围在80cm以内为正常。中国肥胖问题工作组建议成人男性＞85cm、女性＞80cm为肥胖。

（三）实验室检查

利用实验室检查，测定机体各种营养素水平，是评价人体营养状况的客观指标。实验室检查结果可准确反映营养素摄入过量或不足的种类及程度。临床中常用的检查项目包括血浆蛋白（常用指标有白蛋白、前白蛋白、转铁蛋白、维生素结合蛋白）、氮平衡、肌酐身高指数、免疫功能（常用指标有总淋巴细胞计数、皮肤迟发型超敏反应）。

第二节　医院饮食

临床中为适应患者不同病情的需要，以达到辅助诊断和治疗的目的，将医院饮食分为三类：基本饮食、治疗饮食和试验饮食。

一、基本饮食

基本饮食（basic diet）是指对营养素的种类、摄入量不做限定性调整的一种饮食，适用于一般患者。基本饮食包括四种，即普通饮食、软质饮食、半流质饮食和流质饮食（见表8-3）。

表8-3　基本饮食

饮食种类	适用范围	饮食原则	用法	选择的食物
普通饮食	消化功能及体温正常;病情较轻或恢复期;无饮食限制的患者	营养均衡、可口、易消化、无刺激的食物,与健康人饮食相似	热量2200～2600 kcal/d;蛋白质70～90 g/d,脂肪60～70 g/d,碳水化合物450 g/d,水分约2500 mL/d;3餐/天按比例分配	一般食物
软质饮食	消化吸收功能差;咀嚼不便者;低热;消化道术后恢复期的患者	营养均衡;易消化、易咀嚼;食物碎、烂、软;少油炸、少油腻、少粗纤维及刺激性调料	热量2200～2400 kcal/d,蛋白质60～80 g/d;3～4餐/天	软饭、面条、切碎煮熟的菜及肉等
半流质饮食	口腔及消化道疾患;中度发热;体弱及术后患者	食物呈半流质,无刺激性,易咀嚼、吞咽和消化,少纤维素,营养丰富,少量多餐;胃肠功能紊乱者禁食用含纤维素或易引起胀气的食物;痢疾患者禁用牛奶、豆浆及过甜食物	热量1500～2000 kcal/d,蛋白质50～70 g/d;5～6餐/天	粥、肉末、泥、面条、羹等
流质饮食	口腔疾患、急性消化道疾病、高热、大手术后、病情危重及全身衰竭患者	食物呈液状,无刺激性、易吞咽、易消化。因其所含热量与营养素量不足,只能短期食用;并辅以胃肠外营养以补充热能和营养素	热量836～1195 kcal/d,蛋白质40～50 g/d,6～7餐/天,200～300毫升/次,2～3小时/次	乳类、豆浆、米汤、稀藕粉、肉汁、果菜汁等

二、治疗饮食

治疗饮食(therapeutic diet)是指在基本饮食的基础上,根据患者病情的需要,适当调节总热能和某些营养素,以达到治疗或辅助治疗目的的一种饮食(见表8-4)。

表8-4　治疗饮食

饮食种类	适用范围	饮食原则及用法
高热能饮食	热能消耗较高的患者，如大面积烧伤、结核、肝炎、甲状腺功能亢进、胆道疾病、体重不足患者及产妇等	基本饮食的基础上加餐2次，可进食高热能食物，如牛奶、豆浆、鸡蛋、蛋糕、巧克力及甜食等。总热量为3000 kcal/d
高蛋白饮食	高代谢性疾病的患者，如烧伤、结核、恶性肿瘤、贫血、甲状腺功能亢进、大手术后、肾病综合征、低蛋白血症；孕妇、乳母等	在基本饮食基础上增加富含蛋白质的食物，尤其是优质蛋白，如牛奶、鸡蛋、豆浆等。供给量为1.5~2.0 g/(kg·d)，总量不超过120 g/d。总热量为2500~3000 kcal/d
低蛋白饮食	限制蛋白质摄入的患者，如急性肾炎、尿毒症、肝昏迷等	补充足量蔬菜和含糖高的食物，以维持正常热量。肾功能不全者应以动物性蛋白为主，忌用豆制品；肝性脑病者应以植物性蛋白为主。成人食物中蛋白质含量<40 g/d，视病情可减至20~30 g/d
低脂肪饮食	肝胆胰疾病、高脂血症、动脉硬化、冠心病、肥胖症及腹泻等患者	食物清淡、少油，禁食富含动物性脂肪的食物，如肥肉、蛋黄、动物脑等；高脂血症及动脉硬化者不限制植物油(椰子油除外)；脂肪含量<50 g/d，肝胆胰病患者<40 g/d，尤其限制动物性脂肪的摄入
低胆固醇饮食	胆固醇血症、高脂血症、动脉硬化、冠心病、高血压等患者	禁食或少食富含胆固醇的食物，如动物内脏、脑、鱼子、蛋黄、肥肉、动物油等。胆固醇摄入量<300 mg/d
低盐饮食	急慢性肾炎、肝硬化腹水、心脏病、重度高血压但水肿较轻患者	禁用腌制食物，如咸菜、皮蛋、火腿、香肠、咸肉、虾米等。食盐量<2 g/d，但不包括食物内自然存在的氯化钠
无盐低钠饮食	同低盐饮食，主要用于水肿较重患者	二者均禁食腌制食物、含钠食物和药物，如油条、挂面、汽水、碳酸氢钠药物等。无盐饮食除食物中自然含钠量外，不放食盐烹调，食物中钠含量<0.7 g/d；低钠饮食需控制食物中自然存在的钠含量，应<0.5 g/d
高纤维素饮食	便秘、肥胖症、高脂血症、糖尿病等患者	食用富含纤维素的食物，如韭菜、芹菜、卷心菜、粗粮、豆类、竹笋等。成人膳食纤维量>30 g/d

续表

饮食种类	适用范围	饮食原则及用法
少渣饮食	痢疾、伤寒、腹泻、肠炎、食管胃底静脉曲张、咽喉部及消化道手术等患者	限制富含纤维素的食物,忌用强刺激性调味品及坚果、带碎骨等坚硬的食物;肠道疾患者少用油脂食物
低嘌呤饮食	痛风患者	食用富含低嘌呤的食物,如精米、面条、白菜、芥蓝、植物油、水果等。根据患者的病情调节含量,急性期选用低嘌呤食物量<150 mg/100 g的食物,缓解期自由摄取

三、试验饮食

试验饮食(test diet)是指在特定的时间内,通过调整饮食的内容来协助诊断疾病和确保实验室检查结果正确性的一种饮食(见表8-5)。

表8-5 试验饮食

饮食种类	适用范围	饮食原则及用法
胆囊B超检查饮食	行B超检查,以诊断有无胆囊、胆管、肝胆管疾病的患者	检查前3天禁食易于发酵产气的食物,如牛奶、豆制品、糖类等,检查前1天晚上应进食无脂、低蛋白、高碳水化合物的清淡饮食。检查当日早晨禁食 若需了解胆囊收缩功能,则在第一次B超检查后,如胆囊显影良好,进食高脂肪餐(油煎荷包蛋2个或高脂肪的方便餐,脂肪含量25~50 g);30~45分钟后第二次B超检查观察,若效果不明显,等待30~45分钟后再次检查
隐血试验饮食	大便隐血试验的准备,以协助诊断有无消化道出血的患者	试验前3天禁食肉类、肝脏、动物血、绿色蔬菜及富含铁的食物、药物等,以免出现假阳性结果。可进食牛奶、豆制品、土豆、白菜、米饭、面条、馒头等。第4天留取粪便进行隐血试验
肌酐试验饮食	检查、测定肾小球的滤过功能的患者	试验期为3天,试验期间禁食富含蛋白质的食物,如肉、禽、鱼类,忌饮茶和咖啡,全天主食在300 g以内,蛋白质的摄入量<40 g/d,以排除外源性肌酐的影响;蔬菜、水果、植物油不限,热量不足可添加藕粉或含糖的点心等。第3天测定尿肌酐清除率及血肌酐含量

续表

饮食种类	适用范围	饮食原则及用法
尿浓缩功能试验饮食	检查肾小管的浓缩功能的患者	试验期为1天,限制全天食物中的水分,总量500~600 mL。可进食含水分少的食物,如米饭、馒头、面包、炒鸡蛋、土豆、豆腐干等,烹调时尽量不加水或少加水;避免食用过甜、过咸或含水量高的食物;蛋白质供给量为1 g/(kg·d)
甲状腺^{131}I试验饮食	协助测定甲状腺功能的患者	试验期为2周,试验期间禁食含碘食物,如海带、海蜇、紫菜、海参、虾、鱼、加碘食盐等,以排除外源性摄入碘对试验结果的影响;禁用碘做局部消毒。2周后测定^{131}I
葡萄糖耐量试验饮食	当血糖高于正常范围而又未达到诊断糖尿病标准时,以协助诊断糖尿病的患者	试验当天清晨,成人患者在空腹状态下口服75 g无水葡萄糖或82.5 g含一分子水的葡萄糖,溶于250~300 mL水中,5分钟内饮完,2小时后再测静脉血浆糖量;儿童按每公斤体重1.75 g计算,总量在75 g以内

第三节　饮食护理技术

对于病情危重、消化道功能障碍、不能经口或不愿经口进食的患者,为保证营养素在机体的正常代谢,维持组织器官的结构和功能,并修复组织、促进康复,临床医护人员根据患者的不同病情采用不同的特殊饮食护理,包括胃肠内营养和胃肠外营养。

一、胃肠内营养

胃肠内营养(enteral nutrition, EN)是经口服或管饲等途径,利用胃肠道消化吸收功能,提供机体所需的能量及营养素的一种营养支持方式。

根据营养剂的组成、原料来源及用途不同分为四种:要素型、非要素型、组件型和疾病专用型肠内营养制剂。根据营养液进入体内的途径不同分为两种:经口、管饲。管饲(tube feeding)是将导管插入胃肠道,为患者提供必需的食物、营养液、水及药物的方法,是临床中提供或补充营养的重要方法之一。根据导管插入的途径,分为:(1)口胃管:导管经口腔插入胃内;(2)鼻胃管:导管经鼻腔插入胃内;(3)鼻肠管:导管经鼻腔插入小肠;(4)胃造瘘管:导管经胃造瘘口插入胃内;(5)空肠造瘘管:导管经空肠造瘘口插入空肠内。本节主要介绍要素饮食及鼻饲法(鼻胃管)。

（一）要素饮食

要素饮食（elemental diet）是一种化学组成明确的精致食品，含有人体所必需的易于消化吸收的营养成分，与水混合后可以形成溶液或较为稳定的悬浮液。因其不含纤维素，不需要消化即可直接被肠道吸收，并且含残渣少、不含乳糖，从而易于被机体吸收利用，促进伤口愈合，改善患者营养状况，以达到治疗的目的。

1.适应证

适用于严重烧伤及创伤等超高代谢，大量丢失蛋白质的患者；消化道瘘；手术前后需营养支持；非感染性严重腹泻；慢性消耗性疾病者，如长期蛋白质摄入不足引起的低蛋白血症者；肿瘤患者等。

2.分类

根据用途不同要素饮食分为两大类，即营养支持的全营养型要素饮食和治疗用的特殊要素饮食。全营养支持型要素饮食主要以人体营养素需要量或推荐的供给量为依据配制，包括游离氨基酸、单糖、必需脂肪酸、维生素和矿物质等。特殊要素饮食主要针对不同疾病代谢特点或缺陷配制，通过增减相应营养素达到治疗目的，如肝功能损害患者的高支链氨基酸低芳香族氨基酸要素饮食、肾衰竭患者以必需氨基酸为主的要素饮食、苯丙酮尿症患者的低苯丙氨酸要素饮食。本节主要介绍营养治疗用的要素饮食。

3.用法

根据患者的病情需要，将粉状要素饮食按比例添加水，配制成适宜的浓度和剂量的要素饮食后，经口服、管喂滴注的方法供给患者。因要素饮食口味欠佳，口服时患者不易耐受，故临床较少使用。管喂滴注要素饮食有以下三种方式：

（1）一次性注入：将要素饮食用注射器经鼻胃管注入胃内，6～8次/天，200毫升/次。适用于经鼻胃管或造瘘管行胃内喂养的患者。其优点是操作方便，费用低廉。缺点是易引起胃肠道症状，如恶心、呕吐、腹胀等。

（2）间歇重力滴注：将要素饮食放入无菌密封袋内，经输液管与喂养管连接，借助重力将营养液缓慢滴入胃肠道内，4～6次/天，250～500毫升/次，滴速20～30毫升/分钟。其优点是类似正常餐次，患者离床活动时间多，故可耐受。缺点是可能发生胃排空延缓。

（3）连续经泵滴注：应用输液泵或肠内营养泵12～24小时内持续滴入要素饮食。适用于危重患者和经十二指肠或空肠近端喂养的患者。其优点是输注效果更接近胃肠道的工作状态，营养素吸收好，胃肠道反应轻。缺点是持续时间长，影响患者活动。

4.并发症

（1）置管并发症与营养管的硬度、插入位置、置管时间等有关，主要有鼻咽部和食管黏膜损伤、管道阻塞，喂养管拔出困难。

（2）感染性并发症主要与营养液的误吸和营养液污染有关。吸入性肺炎是最严重的并发症，多见于幼儿、老年患者及意识障碍者。

（3）胃肠道并发症有恶心、呕吐、腹胀、腹痛、便秘、腹泻等。

（4）代谢性并发症有高血糖、水电解质代谢紊乱、维生素缺乏、必需氨基酸缺乏、肝酶谱异常等。

5.注意事项

（1）配制要素饮食时，应严格执行无菌操作原则，所有配制用具均需消毒灭菌后使用。

（2）应根据患者的病情需要，制订每一种要素饮食的具体营养成分、浓度、剂量、滴速；应遵循由少、低、慢开始，逐渐增加的原则，待患者耐受后，再稳定配餐标准。

（3）已配制好的要素饮食应放在4 ℃以下的冰箱内保存，防止被细菌污染，且在24小时内用完，防止放置时间过长而变质。

（4）要素饮食的温度维持在37～42 ℃。一般口服温度为37 ℃，鼻饲及经造瘘口注入时的温度以41～42 ℃为宜。

（5）要素饮食滴注前后应使用生理盐水或温开水冲洗管腔，防止食物积滞腐败变质或堵塞管腔。

（6）滴注过程中加强巡视患者，如出现恶心、呕吐、腹泻等症状，应及时查明原因，按需要调整速度、温度；反应严重者可暂停滴入。

（7）应用要素饮食期间需定期记录体重，并观察尿量、大便次数及性状、检查血糖、尿糖、血尿素氮、电解质、肝功能等指标，做好营养评估。临床医师、护士与营养师加强联系，及时调整饮食，处理不良反应或并发症。

（8）停用要素饮食时需逐渐减量，以免骤停引起低血糖反应。

（9）幼小婴儿和消化道出血者禁用；糖尿病和胰腺疾病患者应慎用；消化道瘘和短肠综合征患者先采用几天全肠外营养后逐渐过渡到要素饮食。

（二）鼻饲法

鼻饲法（nasogastric gavage）是将导管经鼻腔插入胃内，从管内灌注流质食物、水分和药物的方法。

【目的】

对不能自行经口进食的患者通过鼻胃管供给食物和药物，以满足患者营养和治疗的需要。如昏迷、口腔疾患或口腔手术后患者；上消化道肿瘤引起吞咽困难的患者；不能张口的患者（破伤风）；早产儿、病情危重者、拒绝进食者等。

【操作前准备】

1.评估并解释：评估患者的年龄、病情、意识、鼻腔、心理状态及合作程度；向患者和家属解释操作目的、过程及配合方法。

2.患者准备：了解管饲饮食的目的、操作过程及注意事项、配合程度，鼻孔通畅。

3.操作者准备：着装整洁，修剪指甲，洗手，戴口罩。

4.用物准备：无菌鼻饲包、胶布、别针、橡皮圈、手电筒、听诊器、弯盘、鼻饲流食（38～40 ℃）、温开水、漱口液或口腔护理用物、手消毒液。

5.环境准备：安静、整洁、光线适宜。

【操作步骤】

步　　骤	要点与说明
▲插管	
1.**核对、解释** 备齐用物携至患者床旁，核对患者的床号、姓名，解释操作目的、过程及配合要点	• 认真执行查对制度,确认患者,避免差错事故
2.**体位** 有义齿者取下义齿,配合者取半坐位或坐位;卧床者取右侧卧位;昏迷者取去枕平卧,头向后仰。将治疗巾围于患者颌下,弯盘放于方便取用处	• 防止义齿脱落、误咽 • 坐位,可减轻患者咽反射,利于胃管插入 • 右侧卧位,可借助其解剖位置,利于胃管插入 • 头向后仰,可利于患者胃管插入(图8-1A)
3.**准备鼻腔** 选择鼻腔并清洁;备胶布	• 鼻腔通畅,利于插管
4.**检查并测量胃管** 打开鼻饲包,用注射器向胃管内注入空气,检查是否通畅;测量胃管插入的长度	• 插管长度:一般成人插入长度为45～55 cm;若需经胃管注入刺激性药物,可将胃管再向深部插入10 cm 测量方法:成人为前额发际至胸骨剑突的距离或耳垂经鼻尖至胸骨剑突的距离(见图8-2);小儿为眉间至剑突与脐中心的距离
5.**润滑胃管** 用液状石蜡棉球润滑胃管前端10～20 cm	• 润滑胃管可减少插入时的摩擦阻力

步　骤	要点与说明
6.插管	
(1)一手持纱布托住胃管,一手持镊子夹住胃管前端,沿选定侧鼻孔插入胃管	●插管时动作轻柔,镊子尖端勿碰及患者鼻黏膜,以免损伤黏膜
(2)插入胃管约10～15 cm(咽喉部)时,根据患者具体情况进行插管	
1)清醒患者:嘱患者做吞咽动作,顺势将胃管迅速向前推进,直至测定长度	●吞咽动作利于胃管迅速进入食管;必要时,可让患者饮少量温开水
2)昏迷患者:托起患者头部,使下颌靠近胸骨柄,缓慢插入胃管至测定长度	●下颌靠近胸骨柄可增加咽喉通道的弧度,便于胃管通过咽喉部(见图8-1B)
7.确认　判断胃管是否在胃内	●确认胃管插入胃内有三种方法:(1)抽吸胃液:在胃管末端连接注射器抽吸,抽出胃液;(2)听气过水声:置听诊器于患者胃部,快速经胃管向胃内注入10 mL空气,听到气过水声(见图8-3);(3)检查气泡:将胃管末端置于盛水的治疗碗中,无气泡逸出
8.固定　用胶布将胃管固定于鼻翼及颊部	●防止胃管移动或滑出
9.灌注食物	
(1)将注射器连接于胃管末端,抽吸见胃液,再注入少量温开水	●每次灌注鼻饲液前应抽吸胃液以确认胃管在胃内,并保持通畅;温开水可润滑管腔,以防鼻饲液黏附于胃管壁
(2)缓慢、匀速推注鼻饲液或药液	●每次鼻饲量<200 mL,间隔时间>2小时 ●注入前用水温计测试鼻饲液温度 ●每次抽吸鼻饲液后应封闭胃管末端,避免灌入空气引起腹胀
(3)鼻饲完毕后,再次注入少量温开水	●冲净胃管,以防鼻饲液积存于管腔中变质,引起胃肠炎或堵塞管腔
10.处理胃管末端　将胃管末端反折,用纱布包好,橡皮筋扎紧,别针固定于大单、枕旁或患者衣领处	●胃管末端反折,防止食物反流 ●胃管末端固定,防止胃管脱落
11.操作后处理	
(1)协助患者清洁口鼻,整理床单元	
(2)嘱患者维持原卧位20～30分钟	●维持原卧位,以免发生呕吐
(3)洗净鼻饲用的注射器,放于治疗盘内,用纱布盖好备用	●鼻饲用物应每天消毒更换
(4)洗手,记录	●记录鼻饲的时间,鼻饲液的种类及量,患者反应等

续表

步　骤	要点与说明
▲拔管	●用于停止鼻饲或长期鼻饲需要定期更换胃管时 ●若定期更换胃管,应晚间拔管,次晨再从另一侧鼻孔插入
1.核对、解释	
2.拔管	
1)将弯盘置于患者颌下,夹紧胃管末端,揭去固定的胶布	●夹紧胃管末端,以免拔管时管内液体反流
2)用纱布包裹近鼻孔处的胃管,嘱患者深呼吸,在患者呼气时拔管,到咽喉处快速拔出	●到咽喉处快速拔出,以免管内残留液体滴入气管
3.操作后处理	
1)将胃管放入弯盘	●避免污染床单元,减少患者的不适感
2)清洁患者口鼻及面部,协助患者漱口,取舒适卧位	
3)整理床单元及用物	
4)洗手,记录	●记录拔管时间和患者反应

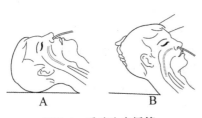

图8-1　昏迷患者插管

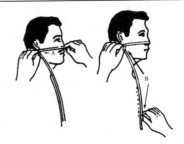

图8-2　测量胃管长度

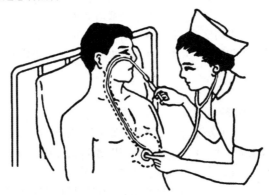

图8-3　确认胃管位置方法

【注意事项】

1.体现以患者为中心，加强医患沟通，减轻患者的心理压力，争取患者的理解与合作。

2.插管时动作应轻柔、准确，以免损伤鼻腔及食道黏膜，尤其是通过食管3个狭窄部位（环状软骨水平处，平气管分叉处，食管通过膈肌处）时。同时，防止误入气管。

3.插管过程中，注意观察患者反应，如若出现以下情况应正确处理：

（1）若出现恶心、呕吐等不适，暂停插管，并嘱患者做深呼吸，有助于患者分散注意力，缓解紧张。

（2）如果出现呛咳、呼吸困难、发绀等症状，表明胃管误入气管，应立即拔出胃管，休息片刻后重新插管。

（3）插入不畅时应检查口腔，了解胃管是否盘在口咽部，或将胃管抽出少许，再小心向前推进，不得强行插入，以免损伤黏膜。

4.服用药片时，应研碎溶解后注入；新鲜果汁与奶液应分别注入，防止产生凝块。

5.禁忌使用鼻饲法的情况有食管静脉曲张、食管梗阻患者。

6.长期鼻饲者应2次/天口腔护理，并定期更换胃管，普通胃管1次/周更换，硅胶胃管每月更换一次，聚氨酯胃管放置时间可长达2个月。

二、胃肠外营养

胃肠外营养（parenteral nutrition，PN）是根据患者的病情需要，通过胃肠道以外（静脉）的途径输入其所需要的全部能量及营养素，包括氨基酸、脂肪、各种维生素、电解质和微量元素的一种营养支持的方法。

1.适应证

患者需要营养支持，但不能进行胃肠内营养时，均可使用胃肠外营养。具体为：一周以上不能进食或因胃肠道功能障碍或不能耐受胃肠内喂养者；通过胃肠内营养无法达到机体需要的目标量时应该补充胃肠外营养。

2.分类

（1）根据应用途径不同，胃肠外营养分为周围静脉营养及中心静脉营养。周围静脉途径多选用上肢末梢静脉，适用于预期<2周胃肠外营养支持的患者。中心静脉途径包括颈内静脉、锁骨下静脉、经头静脉或贵要静脉插入中心静脉导管（PICC）途径，适用于长期及输入高渗营养液的患者。

（2）根据补充营养的量不同，胃肠外营养分为两种，即部分胃肠外营养（PPN）和全胃肠外营养（TPN）。

3.禁忌证

（1）胃肠道功能正常者，能获得足够的营养。

（2）应用时间<5天。

（3）患者伴有严重水电解质紊乱、酸碱失衡、出凝血功能紊乱或休克时应暂缓使用，待内环境稳定后再考虑胃肠外营养。

（4）进入临终期或者不可逆昏迷等患者。

4.用法

胃肠外营养的输注方法有两种，即全营养混合液输注和单瓶输注。

（1）全营养混合液输注：在无菌条件下，将每天所需的营养素按次序混合输入由聚合材料制成的输液袋或玻璃容器后再输注的方法。其特点是：热氮比例平衡、多种营养素同时进入人体内而增加节氮效果；简化输液过程，节省时间；减少污染并降低代谢性并发症的发生。

（2）单瓶输注：在无条件进行全营养混合液输注时，可单瓶输注。其特点是：各种营养素非同步进入机体而造成营养素的浪费，并易发生代谢性并发症。

5.并发症

（1）置管并发症：在中心静脉置管时，因患者体位不当、穿刺方向不正确等引起气胸、皮下气肿、血肿甚至神经损伤；或因导管护理不当或拔管操作所致，如导管脱出、导管折断、导管堵塞等。

（2）感染性并发症：因置管时无菌操作不严格、营养液污染以及导管长期留置可引起穿刺部位感染、导管性脓毒症等感染性并发症。周围静脉可引起血栓性静脉炎。

（3）代谢性并发症：肠外营养时营养物质直接进入血液循环中，营养物过量容易引起或加重机体代谢紊乱和器官功能异常，产生代谢性并发症，如血糖异常、氨基酸代谢紊乱、高脂血症、电解质紊乱等。

（4）脏器功能损害：长期肠外营养可引起肝脏功能损害，与长期禁食时肠内缺乏食物刺激、肠道激素分泌抑制、过高的能量供给或不恰当的营养物质摄入等有关。主要病理改变为肝脏脂肪浸润和胆汁淤积。

（5）代谢性骨病：部分长期肠外营养患者出现骨钙丢失、骨质疏松、血碱性磷酸酶增高、尿钙排出增加、四肢关节疼痛，甚至出现骨折等症状。

6.注意事项

（1）在无菌条件下配制营养液，避免感染性并发症；配制好的营养液储存于4℃冰箱内备用，并在24小时内用完。

（2）静脉穿刺及管道留置过程中严格遵循无菌操作。输液导管及输液袋每

12～24小时更换一次；导管穿刺部位的敷料应每天更换一次，注意观察局部皮肤有无感染等征象。

（3）输液过程中加强巡视，注意输液是否通畅，防止液体中断或导管脱出及空气栓塞。输液速度应由慢到快，逐渐增加滴速。一般成人首日输入速度60 mL/h，次日80 mL/h，第三日100 mL/h。输液浓度应由较低浓度开始，逐渐增加。输液速度及浓度可根据患者的年龄、病情及耐受情况加以调节。

（4）静脉营养导管严禁输入其他液体、药物及血液，禁忌在此处采集血标本或测中心静脉压。

（5）使用前及使用过程中严密观察患者的临床表现及实验室监测指标，每日记录出入量，监测血常规、电解质、血糖、氧分压、血浆蛋白、尿糖、酮体及尿生化等情况，根据患者体内代谢的动态变化及时调整营养液配方。

（6）停用胃肠外营养时应在2～3天内逐渐减量。

（卜小丽）

第九章　排　泄

排泄是指机体将新陈代谢产生的终产物排出体外的过程。人体通过皮肤、呼吸道、消化道和泌尿道进行排泄，其中以消化道和泌尿道为主。诸多因素可以直接和间接地影响人体排泄活动和形态，且具有个体差异性。因此，医护人员应掌握与排泄有关的知识和护理技术，维持和恢复正常的排泄功能，帮助排泄异常的患者排除障碍。

第一节　排尿护理

一、正常排尿的评估

（一）泌尿系统的结构与功能

泌尿系统由肾脏、输尿管、膀胱及尿道组成。

1. 肾脏

肾脏的主要生理功能是生成尿液，排泄人体新陈代谢的最终产物、过剩的盐类、有毒物质和药物。同时，调节水、电解质及酸碱平衡，以维持人体内环境的相对稳定。此外，肾脏还具有内分泌功能。肾脏以 $1\sim2$ mL/min（约100 mL/h）的速度生成尿液，尿液经肾盂回收，然后经输尿管运送到膀胱。

2. 输尿管

输尿管是连接肾脏和膀胱的细长肌性管道，其生理功能是通过输尿管平滑肌的蠕动刺激和尿液的重力作用，将尿液由肾脏输送至膀胱。

3. 膀胱

膀胱是储存尿液的囊状肌性器官，其主要生理功能是贮存和排泄尿液。

4. 尿道

尿道是尿液从膀胱排出体外的通道。男女尿道有很大差别。成年男性尿道全长约$18\sim20$ cm，有两个弯曲（活动的耻骨前弯和固定的耻骨下弯）、三个狭窄（尿道内口、膜部和尿道外口）。女性尿道长约$4\sim5$ cm，较男性尿道短、直、粗，富有扩张性，尿道口在阴蒂下方，与阴道口、肛门相邻，易发生尿路感染。

（二）排尿的生理

肾脏生成尿液是一个连续不断的过程，而膀胱的排尿则是间歇进行的。排尿活动是一种受大脑皮层控制的反射活动。当膀胱内尿量充盈时（成人达300～500 mL、儿童约50～200 mL），膀胱被动扩张，膀胱壁内牵张感受器受到刺激而兴奋，冲动沿盆神经传入，到达脊髓骶段的排尿反射初级中枢。同时，冲动也上传至大脑皮层的排尿反射高级中枢，产生尿意。若条件允许，排尿反射进行，冲动沿盆神经运动纤维传出，使膀胱逼尿肌收缩，内括约肌松弛，尿液进入后尿道，刺激后尿道的感受器，冲动再次沿盆神经传至脊髓骶段初级排尿中枢，反射性抑制阴部神经，使膀胱外括约肌松弛，于是尿液排出。若环境不适宜，排尿反射将被抑制。但小儿大脑发育不完善，对排尿反射初级中枢的控制弱，故排尿次数较多，且易发生夜间遗尿现象。

（三）尿液的评估

1. 尿量及次数

成人尿量约1000～2000 mL/d，日间排尿3～5次，夜间0～2次，尿量约200～400毫升/次。尿量多少与饮水、饮食、气温、运动、精神因素等有关。

（1）多尿：尿量＞2500 mL/24 h者为多尿。如饮用大量液体、妊娠；糖尿病患者，由于血糖浓度超过肾糖阈，大量葡萄糖从肾脏排出，因渗透压的作用，大量的水分随尿排出，引起多尿，尿量可达2500～6000 mL/24 h；尿崩症患者，由于垂体后叶抗利尿激素分泌不足，使肾小管重吸收发生障碍，也表现多尿。

（2）少尿和无尿：尿量＜400 mL/24 h或尿量＜17 mL/h者为少尿，多见于休克患者，因体内循环血量不足而致尿量减少；心肾疾病者，由于体内水钠潴留，形成水肿，故尿量减少；尿量＜100 mL/24 h或12 h内无尿者为无尿或尿闭，见于肾炎晚期、急性肾功能衰竭的无尿期，由于肾脏严重、广泛性病变所致的泌尿系统功能丧失，故出现无尿现象。

2. 颜色

正常新鲜尿液呈淡黄色，是由于尿胆原和尿色素所致。尿色可受某些食物或药物的影响，如进食大量胡萝卜或服用维生素B_2，尿色呈深黄色。在病理情况时，尿色可有以下变化：

（1）血尿：尿中含有红细胞。血尿颜色的深浅与尿液中所含红细胞量的多少有关。尿中含血量超过1 mL/L，即可见淡红色，称肉眼血尿。尿液中含红细胞量多时呈洗肉水色或混有血凝块。见于急性肾小球肾炎、泌尿系统肿瘤、结核及感染、肾或泌尿道结石。

（2）血红蛋白尿：大量红细胞在血管内破坏，形成血红蛋白尿，呈浓茶色或酱油色。见于血型不合的输血、恶性疟疾和阵发性睡眠性血红蛋白尿。

（3）胆红素尿：尿内含有大量胆红素所致，呈深黄色或黄褐色，振荡尿液后泡沫亦呈黄色。见于阻塞性黄疸和肝细胞性黄疸。

（4）乳糜尿：因尿液中含有淋巴液，呈白色乳样尿液，有时混有少量血液。见于丝虫病或其他原因引起的肾周围淋巴管阻塞。

3.透明度

正常新鲜尿液清澈透明，放置冷却后发生混浊，系黏蛋白与上皮细胞凝结及盐类析出而成，在加热或加酸后，尿盐溶解，重新变为清澈。新鲜尿液发生混浊常见于脓尿和菌尿。当泌尿系感染时，新鲜尿液中可出现白色絮状沉淀。蛋白尿不影响尿液的透明度，但振荡时可产生较多且不易消失的泡沫。

4.气味

正常尿液气味来自尿内的挥发性酸。尿液久置后，因尿素分解产生氨，故有氨臭气味。若新鲜尿有氨臭味，提示有泌尿道感染；糖尿病酮症酸中毒时，因尿中含有丙酮，尿液呈烂苹果味；有机磷农药中毒者，尿液有大蒜臭味。

5.酸碱度

尿液酸碱度即尿液pH酸碱度。正常尿液呈弱酸性，pH酸碱度为4.5～7.5，平均值为6.0。进食肉类等富含蛋白质的食物后尿液多呈酸性，而进食水果、蔬菜后尿液则多呈碱性。肾炎、肾结核患者常见酸性尿，严重呕吐患者可呈碱性尿。

6.比重

尿比重的高低主要取决于肾脏的浓缩功能。正常成人24小时尿比重在1.015～1.025之间，婴儿多低于成人。尿比重增高见于脱水、糖尿病、急性肾炎等，尿比重降低见于尿崩症、慢性肾炎等。

（四）影响排尿的因素

1.心理因素

在不合适环境和机会排尿时，排尿反射会抑制；处于焦虑或紧张的应激情境中可能出现尿频、尿急或尿潴留。任何视听或躯体感觉的刺激或暗示，会引起排尿反射的增强或抑制，如有人听到流水声就会产生尿意。

2.个人习惯

排尿时间常与日常作息密切相关，如睡前、晨起排尿等。排尿的姿势、环境不适宜也会影响排尿活动，如大手术后绝对卧床休息会导致排尿受阻。

3.出入液量

液体的摄入量直接影响到尿量，摄入多，尿量就多。摄入液体的种类也会影响排尿，如咖啡、茶、酒类有利尿作用，使尿量增多。饮用含盐饮料则会造成水钠潴留，使尿量减少。

4.气候变化

炎热的夏季，身体出汗量大，血浆晶体渗透压升高，引起抗利尿激素分泌增多，促进肾脏的重吸收功能，导致尿液浓缩和尿量减少；冬季寒冷，身体外周血管收缩，反射性地抑制抗利尿激素的分泌，而使尿量增加。

5.治疗和检查

外科手术过程中患者可因失血或补液不足，使尿量减少；利尿剂等药物可使尿量增加，而术中使用麻醉剂、术后镇痛剂则会导致尿潴留。

6.疾病因素

神经系统损伤可使排尿反射的神经传导和排尿的意识控制发生障碍，导致尿失禁。肾脏疾病可使尿液生成障碍，导致少尿或无尿。

7.其他因素

婴儿排尿不受意识控制，3岁以后才能自我控制。老年人因膀胱张力降低，常有尿频现象。

二、排尿异常的评估及护理

（一）尿潴留

尿液大量存留在膀胱内而不能自主排出，称尿潴留。

1.原因

（1）机械性梗阻：膀胱颈部或尿道有梗阻性病变，如前列腺肥大、肿瘤。

（2）动力性梗阻：膀胱、尿道无器质性病变，是因排尿功能障碍所致，如膀胱肌肉麻痹，腹部、会阴部术后麻醉剂的影响等，排尿反射不能形成。

（3）其他原因：包括心理因素，如焦虑、窘迫等使排尿不能及时进行；伤口疼痛不敢用力排尿；不习惯卧床排尿等。

2.症状与体征

膀胱容积可增至3000～4000 mL，膀胱高度膨胀，可至脐部。患者主诉下腹胀痛，排尿困难。体检可见耻骨上膨隆，扪及囊样包块，叩诊呈实音，有压痛。

3.尿潴留患者的治疗与护理

（1）治疗原发病，解除梗阻，以恢复排尿，如前列腺增生症患者可行前列腺摘除术。

（2）心理护理：安慰患者，使其消除焦虑和紧张情绪。

（3）维持排尿习惯：指导患者养成定时排尿习惯；提供隐蔽环境；病情许可时，协助患者以习惯姿势排尿；对某些手术或绝对卧床者应训练床上排尿等。

（4）按摩、热敷下腹部：此法可解除肌肉紧张，增加腹压，促进排尿。方法：先按摩下腹部，使腹肌松弛，然后用手掌自膀胱底部向尿道方向推移按压，直至耻骨联合。按压时用力均匀，逐渐加力，一次按压到底。若未排尿，可重复操作，直至排尿为止。切记不可强力按压，以防膀胱破裂。

（5）诱导排尿：利用条件反射，如维持有利排尿的姿势、听流水声、温水冲洗会阴部、按摩或叩击耻骨上区等，可诱导排尿；也可采用针刺等方法刺激排尿。

（6）经上述处理无效时，可遵医嘱肌肉注射卡巴胆碱等药物治疗，亦可采用导尿术或耻骨上膀胱穿刺术。

（二）尿失禁

排尿失去意识控制或不受意识控制，尿液不自主地流出，称尿失禁。

1.分类与表现

（1）真性尿失禁：即膀胱失去控制排尿的能力，稍有一些存尿，便会不自主地排出，膀胱处于空虚状态。见于尿道括约肌损伤，参与排尿反射的神经系统功能障碍，使排尿反射活动失去大脑皮层的控制，膀胱逼尿肌出现无抑制性收缩，如昏迷、截瘫。

（2）假性尿失禁（充溢性尿失禁）：即膀胱内积有大量尿液，当膀胱充盈达到一定压力时，即可不自主溢出少量尿液。当膀胱内压力减低时，排尿立即停止，但膀胱仍呈胀满状态而不能排空。见于慢性尿潴留。

（3）压力性尿失禁：即当咳嗽、打喷嚏或运动时腹肌收缩，腹压升高，以致不自主地有少量尿液排出。其原因是膀胱括约肌张力减低、骨盆底部肌肉及韧带松弛、肥胖。多见于中老年女性。

（4）急迫性尿失禁指当有强烈的尿意时不能由意志控制而尿液经尿道流出。其特点是先有强烈的尿意，后有尿失禁，或在出现强烈尿意时发生尿失禁。咳嗽、打喷嚏或增加腹压可诱发其发生，容易与压力性尿失禁相混淆，是膀胱过度活动症的严重表现。常见的原因有逼尿肌老化、心脑血管疾病、早期糖尿病等。

2.尿失禁患者的治疗与护理

（1）治疗原发病，选择合适的药物或手术治疗。

（2）心理护理：医护人员不仅要态度热情、服务周到，更要理解和尊重患者，为患者提供必要的帮助，以消除其羞涩、焦虑、自卑等情绪。

（3）皮肤护理：保持患者会阴部清洁干燥。经常用温水清洗会阴部皮肤，勤换衣裤、床单、尿垫或一次性纸尿裤，防压疮发生。

（4）重建排尿功能，指导患者进行盆底肌肉锻炼，坚持重复训练，可加强尿道括约肌的作用，恢复控制排尿的能力。方法如下：协助患者取立、坐或卧位，试做排便动作，先慢慢收紧盆底肌肉，再缓缓放松，每次10秒左右，连续10遍，每日数次，以不觉疲乏为宜。

（5）健康教育：指导患者采取正确的排尿体位，教会患者自己用手轻按膀胱，并向尿道方向压迫，将尿液排空。对夜间尿频患者，晚餐后适当限制饮水量。

（6）长期尿失禁患者，根据病情采取相应的保护措施。男性患者可采用尿套，女性患者可采用尿垫、集尿器或留置尿管。留置尿管患者要定时夹管和引流尿液，训练膀胱生理功能的恢复。

（三）膀胱刺激征

膀胱刺激征是指尿频、尿急、尿痛，也称尿道刺激征。排尿次数明显增多，超过正常范围，称为尿频。尿急是指尿意一来就有要立即排尿的感觉。尿痛是指排尿时膀胱区及尿道口产生的疼痛，疼痛性质为烧灼感或刺痛。

1.原因

常见于膀胱及尿道感染，如肾盂肾炎、膀胱炎、前列腺炎、肾结石合并感染和泌尿系结核以及机械性刺激等。

2.膀胱刺激征患者的治疗与护理

（1）病因治疗，根据病原体种类和药敏试验结果，抗感染用药。

（2）适当休息，多饮水（每天3000 mL以上）以增加尿量，冲洗膀胱和尿道。注意营养，密切观察病情。

（3）注意个人卫生，勤换洗内裤。

（4）加强锻炼、增强体质。

三、 与排尿有关的护理技术

（一）导尿技术

导尿技术是指在严格无菌操作下，用导尿管经尿道插入膀胱引流尿液的技术。

【目的】

1.为尿潴留患者引出尿液，解除痛苦；使尿失禁患者保持会阴清洁、干燥。

2.协助临床诊断：留取无菌尿标本做细菌培养；测量膀胱容量、压力、残余尿量，鉴别无尿和尿潴留；进行膀胱和尿道造影等。

3.治疗膀胱和尿道疾病,如注入化疗药物治疗膀胱肿瘤。

【操作前准备】

1.评估并解释:评估患者的年龄、病情、意识、心理状况、自理能力、合作程度等;向患者及家属解释操作目的、方法、注意事项及配合要点。

2.患者准备:患者及家属了解导尿的目的、过程及配合要点等。

3.操作者准备:着装整洁,修剪指甲,洗手,戴口罩。

4.用物准备:一次性导尿包(内置初步消毒、再次消毒用物及导尿用物);便盆及便盆巾;速干手消毒剂,污物桶,酌情准备屏风。

5.环境准备:关闭门窗,遮挡患者;温度适宜,光线充足。

【操作步骤】

步　骤	要点与说明
1.**核对、解释** 携用物至患者床旁,核对患者的床号、姓名,向患者说明操作目的及有关事项	• 确认患者 • 取得患者合作
2.**准备**	
(1)遮挡患者,自理或协助其清洗外阴	• 保护患者隐私
(2)移开床旁椅至操作同侧的床尾,便盆置于其上,打开便盆巾	• 方便操作
(3)松开床尾盖被,脱对侧裤腿盖于近侧腿上,并酌情盖浴巾,盖被遮盖胸腹部及对侧下肢	• 避免着凉
(4)取屈膝仰卧位,两腿略外展,暴露外阴	
3.**垫巾**	
(1)臀下垫一次性垫巾,弯盘置于近外阴处	• 保护床单不被污染
(2)消毒双手,再次核对并打开一次性导尿包,取出初步消毒用物,倒消毒液棉球于小方盘内	• 加强无菌操作观念
4.**按男性、女性患者尿道解剖特点进行消毒、导尿**	
▲**女性患者**	
(1)初步消毒:操作者一手戴手套,将盛消毒液棉球的小方盘置于患者两腿间,另一手持镊夹棉球依次消毒阴阜、对侧大阴唇、近侧大阴唇,戴手套的拇指、食指分开大阴唇,依次消毒对侧小阴唇、近侧小阴唇、尿道口至会阴、肛门。将污棉球、用过的镊子及脱下的污手套置于弯盘内,弯盘和小方盘移至床尾	• 每个棉球只用一次 • 消毒原则:由上至下,由外向内 • 平镊不可触及肛门区域
(2)打开导尿包:消毒双手,两腿间打开导尿包	• 按无菌技术操作原则开包

续表

步　骤	要点与说明
(3)戴无菌手套,铺孔巾:戴好无菌手套,将孔巾铺于外阴处,暴露会阴部	• 孔巾与治疗巾内层形成一连续的无菌区,利于无菌操作
(4)整理用物,润滑导管:按操作顺序整理用物,检查尿管气囊有无漏气,润滑导尿管前端	• 方便操作 • 润滑尿管可减轻尿管对尿道黏膜的刺激及插管阻力
(5)再次消毒:一手拇指、食指分开大阴唇,另一手持镊夹消毒液棉球,依次消毒尿道口、对侧小阴唇、近侧小阴唇、尿道口。污棉球、用过的镊子及弯盘移放床尾弯盘内	• 每个棉球只用一次 • 原则消毒:由上至下,由内向外 • 消毒尿道口时稍停片刻以增强消毒效果
(6)导尿:分开大阴唇的手姿势保持不变,另一手移方盘于臀下,嘱患者张口呼吸,持镊夹尿管对准尿道口轻轻插入尿道4～6 cm,见尿后再插入1～2 cm。松开大阴唇,手下移固定导尿管,将尿液引入集尿袋或方盘内(见图9-1)	• 张口呼吸可使患者肌肉和尿道括约肌松弛而利于插管 • 插管动作轻稳,以免损伤尿道黏膜
▲男性患者	
(1)初步消毒:将盛消毒液棉球的小方盘置于患者两腿间,戴手套的手持无菌纱布包住阴茎,后推包皮,充分暴露尿道口,螺旋形向外向后消毒尿道口、龟头及冠状沟;另一手持镊夹棉球依次消毒阴阜、阴茎、阴囊。将污棉球、纱布、镊子及污手套置于弯盘内移至床尾	• 每个棉球只用一次 • 自阴茎根部向尿道口消毒 • 包皮及冠状沟易藏污垢,要彻底清洁消毒 • 每一个棉球只用一次
(2)(3)(4)同女性患者步骤	
(5)再次消毒:一手持无菌纱布包住阴茎,将包皮后推,充分暴露尿道口。另一手持镊夹消毒液棉球严格消毒尿道口、龟头及冠状沟	• 污棉球、用过的镊子及弯盘移放床尾弯盘内 • 消毒原则:由内向外
(6)导尿:一手继续持无菌纱布固定阴茎并提起与腹壁成60°,另一手移方盘于臀下,嘱患者张口呼吸,持镊夹导管对准尿道口轻轻插入尿道20～22 cm,见尿后再插入1～2 cm,将尿液引入集尿袋或方盘内(见图9-2)	• 使耻骨前弯消失,利于插管 • 插管动作轻稳,尤其是通过两弯曲、三狭窄部时,切忌用力过快过猛,以免损伤尿道黏膜
5.留取标本 如需做尿培养,用无菌标本瓶接取中段尿5 mL,盖好瓶盖,置合适处	• 避免尿液碰洒或污染
6.夹管、倒尿 尿液至方盘2/3满后,夹闭尿管末端,将尿液倒入便盆内,再打开导尿管继续放尿;或将尿液引入集尿袋内至合适量	• 密切观察患者反应并询问其感受

续表

步　　骤	要点与说明
7.操作后处理	
(1)导尿毕,将尿管轻轻拔出,擦净外阴,撤去孔巾,脱手套,协助患者穿裤,整理床单位	
(2)处理用物,测量尿量,尿标本贴标签后送检	● 标本及时送检,以免污染或变质
(3)清洗并消毒双手,记录	● 记录导尿时间、尿量、患者反应

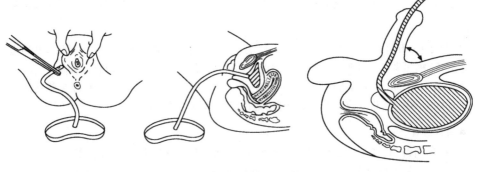

图9-1　女患者导尿　　　　　　　图9-2　男患者导尿

【注意事项】

1.严格执行无菌技术操作原则及消毒制度,防止医源性感染。

2.插入、拔出导尿管时,动作要轻、慢、稳,以免损伤尿道黏膜。

3.对膀胱高度膨胀且又极度虚弱的患者,第一次导尿量不可超过1000mL。大量放尿会导致腹腔内压突然降低,大量血液滞留于腹腔血管内,造成血压下降,产生虚脱,亦可因膀胱突然减压,导致膀胱黏膜急剧充血,引起血尿。

4.为女患者导尿时误入阴道,应换管重插。

(二) 留置导尿管技术

留置导尿管技术是在导尿后,将导尿管保留在膀胱内,持续引流尿液的技术。

【目的】

1.抢救危重、休克患者时准确记录每1小时尿量,测量尿比重。

2.盆腔手术排空膀胱,保持膀胱持续空虚,避免术中误伤。

3.某些泌尿系统疾病手术后,进行尿液引流和膀胱冲洗。

4.昏迷、截瘫等尿失禁或会阴部有伤口患者引流尿液,保持会阴部清洁干燥。

5.尿失禁患者进行膀胱功能训练。

【操作前准备】

同导尿术。

【操作步骤】

步　　骤	要点与说明
1.**核对、解释** 携用物至患者床旁,核对患者床号、姓名,向患者说明操作目的及配合方法	● 确认患者 ● 取得患者合作
2.**消毒、导尿** 同导尿术。初步消毒,连接集尿袋,再次消毒,插入导尿管	● 必要时留取标本(同导尿术)
3.**固定尿管** 见尿后再插5～7 cm,引尿液入集尿袋,连接注射器,向气囊内缓慢注入无菌生理盐水5～10 mL,轻拉尿管有阻力(见图9-3)	
4.**固定集尿袋** 导尿成功后,夹闭引流管,擦净外阴,撤去孔巾,将引流管固定在床单上,集尿袋固定于床沿下,开放导尿管(见图9-4)	● 集尿袋低于膀胱,注明置管日期 ● 引流管要有足够长度,以方便患者翻身而不致尿管受压、脱出
5.**操作后处理** (1)处理用物,撤出垫巾,脱去手套。协助患者穿裤,取舒适卧位,整理床单位 (2)洗手,记录	● 使患者舒适,保护患者隐私 ● 告知患者离床活动的注意事项 ● 记录留置尿管时间及患者反应

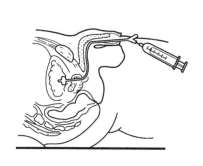

图9-3　固定尿管

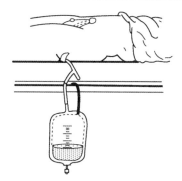

图9-4　固定集尿袋

【注意事项】

1.防止泌尿系统逆行感染:(1)保持引流通畅,避免导管受压、扭曲、牵拉、堵塞等。(2)保持尿道口清洁。女性患者用消毒液棉球擦拭外阴及尿道口,男性患者用消毒液棉球擦拭尿道口、龟头及包皮,1～2次/天。(3)及时排空集尿袋，一般更换集尿袋1～2次/周，并记录尿量。（4）定期更换引流装置、更换尿管。更换频次应根据导尿管材质决定。（5）妥善固定集尿袋，集尿袋应低于膀胱的高度并避免挤压，以防尿液反流。

2.鼓励患者多喝水，摄入水分在2000 mL/d以上，以自然冲洗尿道。

3.拔管前间歇性夹闭引流管，每3～4小时开放一次，使膀胱定时充盈和排空，促进膀胱功能的恢复。

4.注意倾听患者主诉，观察尿液情况。拔管后注意观察小便自解情况。

（三）膀胱冲洗技术

膀胱冲洗是利用三通导尿管，将无菌溶液灌入膀胱内，再利用虹吸原理将灌入的液体引流出来的方法。

【目的】

1.留置导尿管的患者，保持其尿液引流通畅。

2.清除膀胱内的血凝块、黏液、细菌等异物以清洗膀胱，预防感染。

3.治疗某些膀胱疾病，如膀胱炎、膀胱肿瘤等。

【操作前准备】

1.评估并解释：评估患者的年龄、病情、意识、心理状况、自理能力、合作程度等，了解患者尿液的性状、有无尿频、尿急、尿痛等症状；向患者及其家属解释操作目的、方法、注意事项及配合要点。

2.患者准备：患者及其家属了解膀胱冲洗的目的、过程及配合要点等。

3.操作者准备：着装整洁，修剪指甲，洗手，戴口罩。

4.用物准备：导尿用物、速干手消毒剂、污物桶；遵医嘱准备冲洗液。常用冲洗液有0.02%呋喃西林、0.02%依沙吖啶、3%硼酸及无菌生理盐水等，温度在38℃～40℃。前列腺肥大摘除术后患者，用4℃的生理盐水。

5.环境准备：关闭门窗，遮挡患者；温度适宜，光线充足。

【操作步骤】

步　骤	要点与说明
1.核对、解释　携用物至患者床旁,核对患者床号、姓名,向患者说明操作目的及配合方法	● 确认患者,取得患者合作 ● 保护患者隐私
2.消毒、导尿、固定导尿管	
3.排空膀胱	● 便于冲洗液顺利滴入膀胱,利于药液与膀胱壁充分接触,达到有效冲洗

步　骤	要点与说明
4.冲洗膀胱 (1)将膀胱冲洗液悬挂在输液架上,将冲洗管与冲洗液连接,Y形管一端连接冲洗管、另外两端分别连接导尿管和集尿袋	● 连接前对各个连接部进行消毒
(2)夹闭尿袋,开放冲洗管,使溶液流入膀胱,调节冲洗速度 (3)待有尿意或滴入200～300 mL溶液后,夹闭冲洗管,打开集尿袋,排出冲洗液 (4)按需反复冲洗	● 滴速一般为60～80滴/分钟 ● 观察患者的反应及冲洗液的量及颜色,有鲜血流出或剧烈疼痛、回流量少于输注量等异常情况应停止冲洗。评估冲洗液入量和出量,膀胱有无憋胀感。膀胱有出血的用冷冲洗液 ● 冲洗2～3次/天
(5)冲洗完毕,取下冲洗管,消毒导尿管口接集尿袋,妥善固定,位置低于膀胱,以利引流尿液	
5.操作后处理 (1)处理用物,撤出垫巾,脱去手套。协助患者穿裤,取舒适卧位,整理床单位	
(2)洗手,记录	● 记录冲洗液名称、冲洗量、引流量、引流液性质及患者反应等

第二节　排便护理

一、正常排便的评估

(一) 大肠的解剖与生理

大肠是参与排便的主要器官,全长1.5米,起于回肠末端,止于肛门,分为盲肠、结肠、直肠和肛管四部分。大肠的主要功能是吸收粪便中的水分、电解质、维生素、氨、胆汁酸等,形成、贮存和排泄粪便。同时,大肠还有一定的分泌功能,如杯状细胞分泌黏液中的黏液蛋白,能保护黏膜和润滑粪便,使粪便易于下行,保护肠壁,防止机械损伤,免遭细菌侵蚀。大肠的运动少而慢,对刺激的反应也较迟缓,其运动形式主要是混合运动(袋状往返运动)和推进运动(蠕动和集团运动)。

(二) 排便反射

排便是一种反射活动。正常人的直肠腔内通常无粪便。当肠蠕动将粪便推入直肠时，刺激直肠壁内的感受器，冲动沿盆神经和腹下神经传至脊髓腰骶部的初级排便中枢，同时上传至大脑皮层，引起便意。若条件许可，冲动通过盆神经传出，引起降结肠、乙状结肠和直肠收缩以及肛门内括约肌不自主地舒张，与此同时，阴部神经的传出冲动减少，肛门外括约肌舒张，粪便则排出体外。此外，支配腹肌和膈肌的神经兴奋，腹肌和膈肌收缩，腹内压增加，促进排便。若条件不许可，大脑皮层发出冲动，下行抑制脊髓腰骶部初级中枢的活动，抑制冲动沿腹下神经传出，使肛门括约肌紧张性增加，乙状结肠舒张，排便反射则被抑制。

（三）粪便的评估

1.次数与量：正常成人排便1～3次/天，婴幼儿3～5次/天。排便>3次/天或<3次/周者视为排便异常。正常成人排便量约为100～300克/天，这与食物种类、数量及消化器官功能状况有关，进食肉类、蛋白质者较素食者量少。

2.形状及软硬度：正常人粪便为成形软便。患急性肠炎时，呈稀便或水样便；便秘时粪便干结；直肠、肛门狭窄或部分肠梗阻时，常呈扁条形或带状。

3.颜色：正常粪便因含胆色素，呈黄褐色或棕黄色，与摄入食物和药物的种类关系密切。在病理情况下，粪便颜色呈异常，如上消化道出血患者呈柏油样便；下消化道出血患者呈暗红色便；胆道完全阻塞时呈陶土色便；阿米巴痢疾或肠套叠时出现果酱样便；直肠息肉或痔疮患者排便后有鲜血滴出等。

4.气味：粪便的气味是由食物残渣与结肠中细菌发酵而产生的，与食物种类及肠道疾病有关。消化不良患者粪便呈酸臭味，柏油样便患者呈腥臭味，直肠溃疡或肠癌患者粪便呈腐臭味。

5.内容物：粪便内容物主要是食物残渣、脱落的肠上皮细胞、细菌和上消化道的分泌物。正常粪便含有极少量混匀的黏液，起润滑肠道、保护肠黏膜的作用。大量黏液则提示肠道炎症，伴有血液者常见于痢疾、肠套叠等，脓血便则常见于痢疾、肛周脓肿及直肠癌等。

（四）影响排便因素的评估

1.年龄

2～3岁以下的婴幼儿，由于神经肌肉系统发育不全，不能控制排便。老年人因腹部肌肉张力下降，胃肠蠕动减弱，肛门括约肌松弛，易发生排便异常。

2.饮食

合理饮食可以建立规则的排便反射。摄取富含膳食纤维的食物能促进肠蠕动，利于粪便排出。而膳食纤维摄入少；液体摄入不足或丢失过多，可导致粪便干硬不易排出。

3.排便习惯

每个人都有自己习惯的排便时间、环境、姿势等，如果发生改变，则影响正常排便。如患者卧床时，因不适应用便盆而导致排便困难。

4.活动

适当活动可维持肌肉的张力，刺激肠蠕动，以促进正常的排便功能。如患者长期卧床，因缺乏活动，肌肉张力减退而导致排便困难。

5.心理因素

情绪紧张、焦虑可增加肠蠕动，易发生腹泻；精神抑郁可因活动减少、肠蠕动减少而导致便秘。

6.治疗因素

长期应用抗生素可干扰肠道内正常菌群的功能，导致腹泻；缓泻剂可刺激肠蠕动，促进排便；麻醉、止痛药物可减弱胃肠蠕动而导致便秘。

7.疾病因素

腹部和会阴部伤口疼痛可抑制便意；结肠炎可使肠蠕动增加而导致腹泻；神经系统受损，如脑卒中、脊髓损伤，可导致大便失禁。

二、排便异常的评估及护理

（一）便秘

便秘指由于粪便在肠道内停滞过久，水分被过量吸收而致粪便干燥、坚硬和排便不畅，排便次数减少。

1.原因

器质性疾病，如肛门、直肠病变；肛门直肠术后；服用某些药物，如阿托品、吗啡、异烟肼等；中枢神经系统功能障碍；饮食结构不合理；滥用缓泻剂、栓剂、灌肠；强烈的情绪反应；长期卧床或活动减少。

2.症状与体征

口苦、食欲减退、腹痛、腹胀、排气多、消化不良、头晕、头痛、疲乏等。腹部可触及坚硬的包块，直肠指诊可触及粪块。

3.便秘患者的治疗与护理

（1）提供适当排便环境：为患者提供隐蔽的排便环境，如屏风遮挡或拉上床帘。

（2）选择适当排便姿势：选取合适的体位和姿势有利于发挥重力作用，使腹内压增加，如卧床患者可酌情抬高上身；手术患者，在手术前有计划地训练其在床上使用便器；厕所装置扶手，便于扶撑。

（3）腹部环形按摩：用单或双手的食指、中指和无名指重叠在左下腹乙状结肠部深深按下，由近心端向远心端做环状按摩，以刺激肠蠕动，帮助排便；

也可用手沿结肠解剖位置自右向左环形按摩，促使降结肠内容物下移，促进排便。

（4）遵医嘱给予缓泻药物：缓泻剂可使粪便中的水分含量增加，刺激肠蠕动，加速肠内容物的运行而起导泻作用。慢性便秘患者可使用蓖麻油、液状石蜡、番泻叶、硫酸镁等缓泻剂，或使用简易通便法，如开塞露或甘油栓等。

（5）以上方法均无效时，遵医嘱给予灌肠、人工取便。

（6）健康教育：指导患者养成良好的排便习惯，每天定时排便，不随意使用泻剂或灌肠等方法；调整饮食习惯，增加粗纤维食物摄入量，适当增加饮水量；鼓励参加体力活动，如散步等。若病情许可，指导患者加强腹部及盆底肌肉运动。

（二）腹泻

腹泻指由多种因素引起的肠蠕动增快，食物通过胃肠道过于迅速，导致排便次数增多，粪便稀薄不成形或呈水样便。

1. 原因

器质性疾病，如胃肠道病变、某些内分泌疾病；饮食不洁或食物中毒；泻剂使用不当；情绪紧张焦虑；消化系统发育不完善等。

2. 症状与体征

腹痛、胀气、恶心、呕吐、肠鸣、稀便、肠鸣音亢进等，偶有里急后重、脓血便等。

3. 腹泻患者的治疗与护理

（1）祛除病因，如停食被污染的饮食；肠道感染者遵医嘱给予抗生素治疗。

（2）卧床休息，减少肠蠕动；注意腹部保暖；协助患者及时使用便盆。

（3）鼓励患者饮水，摄取流质或无渣半流质饮食。腹泻严重者应暂禁食。出现脱水症状者，应遵医嘱给予补液，以防水、电解质紊乱。

（4）保护肛周皮肤：频繁腹泻患者，应注意保持会阴部及肛周皮肤清洁干燥，评估肛周皮肤有无破溃、湿疹等，必要时涂皮肤保护剂。

（5）观察排便情况：密切观察病情并记录患者生命体征、出入量、排便次数和粪便性状，必要时留取标本送检。疑为传染病时，按肠道隔离原则护理。

（6）健康教育：向患者及家属讲解有关排便的知识，协助患者建立正常的膳食结构，维持正常的排便习惯。

（三）粪便嵌塞

粪便嵌塞又称粪结石，指粪便持久滞留堆积在直肠内，坚硬不能排出。多见于慢性便秘患者。

1.原因

便秘未能及时解除，滞留在直肠内的粪便水分被持续吸收，乙状结肠推进的粪便又不断加入，最终使粪块变得坚硬不能排出。

2.症状与体征

患者有排便冲动，腹部胀痛，直肠肛门疼痛，肛门处有少量液化的粪便渗出，但不能排出粪便。

3.粪便嵌塞患者的治疗与护理

（1）积极治疗原发疾病，如肛周疾病等。

（2）多吃蔬菜、水果，增加膳食纤维摄取量，养成定时排便习惯，加强锻炼。

（3）药物治疗：可用润滑性泻剂（如液状石蜡）、高渗性泻剂（乳果糖、山梨醇等）、刺激性泻剂（蓖麻油、蒽醌类药物）；也可用甘油栓及开塞露等来通便，酌情使用灌肠。

（4）人工直肠取粪，注意动作轻柔，以免损伤直肠黏膜。

（四）排便失禁

排便失禁指肛门括约肌不受意识控制而不自主排便。

1.原因

脊髓或大脑中枢神经系统功能障碍；肛门先天性发育畸形；肛门括约肌损伤；胃肠道病变；精神障碍；情绪失调等。

2.症状与体征

患者不自主地排出粪便。

3.排便失禁患者的治疗与护理

（1）积极治疗原发疾病，观察粪便的性状。

（2）心理护理：理解患者的心情，给予精神安慰。

（3）皮肤护理：保持会阴及肛周皮肤清洁，谨防压疮发生。

（4）排便功能训练：指导患者进行肛门括约肌及盆底肌肉收缩训练。

（5）环境清洁：定时开门窗通风换气，保持室内空气清新。

（6）健康教育：生活规律，合理饮食，适当摄入液体，适当运动。

（五）肠胀气

肠胀气由多种原因引起，过多气体积聚于胃肠道不能随胃肠蠕动排出体外。

1.分类

肠胀气分为功能性和器质性两类。

2.症状与体征

腹部膨隆，叩诊呈鼓音，腹胀，痉挛性疼痛，呃逆，肛门排气过多；肠胀气压迫膈肌和胸腔时，可引起气急和呼吸困难。

3.肠胀气患者的治疗与护理

（1）运动：注意增加锻炼，提高胃肠蠕动及排空功能。

（2）饮食：不宜过饱，少吃不易消化和产气食物。

（3）药物：必要时口服胃肠动力药（如多潘立酮）。

（4）肛管排气。

三、与排便有关的护理技术

（一）灌肠技术

灌肠技术是指将一定量的液体由肛门经直肠灌入结肠，以帮助患者清洁肠道、排便、排气或由肠道供给药物或营养，达到诊断和治疗目的的技术。根据灌肠的目的不同可分为保留灌肠和不保留灌肠。根据灌入液体的量又可将不保留灌肠分为大量不保留灌肠和小量不保留灌肠。反复使用大量不保留灌肠以达到清洁肠道目的的灌肠法，称之为清洁灌肠。

1.大量不保留灌肠

【目的】

（1）软化和清除粪便，排除肠内积气。

（2）清洁肠道，为肠道手术、检查和分娩做准备。

（3）稀释和清除肠道内有害物质，减轻中毒。

（4）灌入低温液体，为高热患者降温。

【操作前准备】

（1）评估并解释：评估患者的年龄、病情、心理及自理能力等；向患者及其家属解释灌肠的目的、方法、注意事项及配合要点。

（2）患者准备：患者及其家属了解灌肠目的、意义及注意事项，配合操作。

（3）操作者准备：着装整洁，修剪指甲，洗手，戴口罩。

（4）用物准备：一次性灌肠器包、水温计、弯盘、速干手消毒剂、灌肠溶液；便盆及便盆巾；污物桶；酌情准备屏风、输液架。

灌肠溶液：常用0.1%～0.2%肥皂液，生理盐水。成人每次用量为500～1000 mL，老年人500～800 mL，小儿200～500 mL。溶液温度39～41 ℃，降温时为28～32 ℃，中暑用4 ℃等渗盐水。

（5）环境准备：温湿度适宜，光线充足，关门窗，围帘或屏风遮挡患者。

【操作步骤】

步　骤	要点与说明
1.**核对、解释** 携用物至患者床旁,核对患者的床号、姓名,灌肠溶液,向患者说明操作目的及有关事项	• 确认患者,取得患者合作 • 正确选用灌肠溶液
2.**准备**	
(1)嘱患者排尿,围帘或屏风遮挡患者	• 保护患者隐私
(2)移开床旁椅至床尾	• 方便操作
(3)取左侧卧位,脱裤至膝部,双膝屈曲,臀部移至床边	• 左侧卧位可利用重力作用及虹吸原理将液体灌入肠内,并使灌肠液易于在直肠和乙状结肠存留
(4)洗手,消毒双手	
3.**垫巾** 打开灌肠器包,取出垫巾铺于臀下,孔巾铺臀部,暴露肛门,弯盘置臀边,纸巾放孔巾上	• 保护床单不被污染
4.**准备灌肠筒**	
(1)取出灌肠筒,关闭引流管开关,将灌肠溶液倒入筒内并挂于输液架上,筒内液面距肛门约40～60 cm (2)戴手套	• 根据患者耐受程度调整灌肠筒高度,保持一定灌注压力和速度。伤寒患者,灌肠筒内液面＜肛门30 cm,溶液量＜500 mL
(3)润滑肛管前端,排尽管内空气,关闭开关	• 排气是为了防止气体进入肠道
5.**插肛管、灌液** 一手持纸巾分开患者臀部,暴露肛门,嘱其张口呼吸,使肛门括约肌放松,另一手持肛管,按解剖特点插管,即先向前,再向后,轻轻插入直肠7～10 cm,打开引流管开关,固定肛管,使溶液缓缓流入(见图9-5)	• 小儿插入深度为4～7 cm • 插管时顺应直肠解剖位置,直肠盆部凸向后为骶曲,直肠肛门部凸向前为会阴区 • 轻轻插入以防损伤直肠黏膜
6.**观察** 密切观察筒内液面下降速度和患者情况,若液面下降过慢或停止,多因粪块阻塞所致,可稍移动肛管,或挤捏肛管;若患者感觉腹胀或有便意,应将灌肠筒适当放低,减慢流速,并嘱患者深呼吸,减轻腹压	• 如患者出现脉速、面色苍白、出冷汗、剧烈腹痛、心慌气急等,可能为肠穿孔。应立即停止灌肠,及时处理
7.**拔管、保留灌肠液**	
(1)待溶液将流尽时,关闭开关,用纸巾包住肛管轻轻拔出,弃于医疗垃圾桶内,擦净肛门	• 避免拔管时空气进入肠道及灌肠液和粪便随管流出
(2)脱下手套,消毒双手	
(3)协助患者取舒适卧位,嘱其尽可能保留5～10分钟后再排便,以利粪便软化	• 降温时灌肠液要保留30分钟,排便后30分钟测体温并记录
8.**排便** 能下床的患者扶助上厕所排便;不能下床的患者应给予便盆,将纸巾、呼叫器放于易取处	• 保持病房空气清新

续表

步　骤	要点与说明
9.操作后处理	
(1)整理用物:清洁肛门,撤出便盆和垫巾。协助穿裤、洗手,整理床铺,开窗通风	• 防止病原微生物传播
(2)观察大便情况,必要时留取标本送验	• 标本及时送检,以免污染或变质
(3)处理用物	
(4)洗手,在体温单的大便栏内记录灌肠结果	• 如灌肠后排便一次记为1/E,灌肠后无大便记为0/E

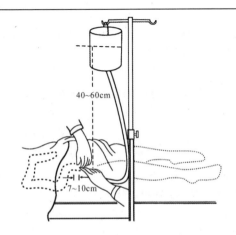

40~60cm

7~10cm

图9-5　大量不保留灌肠

【注意事项】

（1）妊娠、急腹症、消化道出血和各种严重疾病的晚期患者禁忌灌肠。

（2）肝昏迷患者禁用肥皂水灌肠,以减少氨的产生和吸收。

（3）充血性心力衰竭或水钠潴留者禁用生理盐水灌肠。

（4）准确掌握灌肠溶液的温度、浓度、流速、压力和溶液的量。

2.小量不保留灌肠

【目的】

（1）软化粪便：为保胎孕妇、病情危重、年老体弱及小儿等患者解除便秘。

（2）排出肠道内积气：为腹部及盆腔术后肠胀气患者减轻腹胀。

【操作前准备】

用物准备：小容量灌肠器包、治疗碗（盛灌肠液）、温开水5～10 mL。用注洗器灌肠,另备止血钳、肛管、治疗巾、手套等。其余同大量不保留灌肠。

常用灌肠溶液：1、2、3溶液（50%硫酸镁30 mL、甘油60 mL、温开水90 mL）；甘油50 mL加等量温开水；各种植物油120～180 mL。溶液温度为38 ℃。

【操作步骤】

步　　骤	要点与说明
1~3同大量不保留灌肠	
4.准备灌肠	
(1)取出灌肠筒,关闭引流管开关,将灌肠溶液倒入筒内并挂于输液架上或注洗器吸灌肠液,连接肛管,排尽空气,润滑肛管前端	● 避免空气进入肠道 ● 筒内液面距肛门<30 cm
(2)戴手套	
5.插肛管、灌液 一手持纸巾分开患者臀裂,暴露肛门,嘱其张口呼吸,使肛门括约肌放松,另一手持肛管,轻轻插入直肠7～10 cm,固定肛管,打开引流管开关,使灌肠液缓缓流入或缓慢注入(见图9-6),再注入5～10 mL温开水	● 控制灌注速度,防止排便反射 ● 用注洗器时,先反折夹管,然后吸取溶液,松夹后再行灌注。如此反复直至灌肠液全部注入完毕 ● 注意观察患者反应
6.拔管、保留灌肠液 夹闭或反折肛管,用纸巾包住轻轻拔出,弃于医疗垃圾桶内。擦净肛门,脱下手套,消毒双手。协助患者取舒适卧位,嘱其尽可能保留10～20分钟后再排便	
7.其余步骤同大量不保留灌肠	

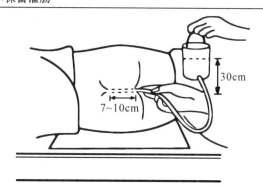

图9-6 小量不保留灌肠

3.保留灌肠

将药物自肛门灌入至直肠或结肠内,通过肠黏膜吸收而达到治疗疾病的目的。

【目的】

（1）镇静、催眠。

（2）应用肠道杀菌剂，治疗肠道感染。

【操作前准备】

用物准备同大量不保留灌肠。

常用溶液：镇静催眠用10%水合氯醛；肠道杀菌剂用2%小檗碱，0.5%～1%新霉素及其他抗生素、中药类等。灌肠溶液量不超过200mL，温度为38℃。

【操作步骤】

步　骤	要点与说明
1.**核对、解释** 同大量不保留灌肠	
2.**准备体位**	
(1)根据病情选择体位,可提高治疗效	●慢性菌痢,病变多在乙状结肠和直肠,应取左侧卧位;阿米巴痢疾,病变多见于回盲部,应取右侧卧位
(2)将一次性垫巾垫于臀下,并抬高臀部约10 cm	●抬高臀部防止药液溢出
3.**插管** 戴手套,润滑肛管前端,排气后轻轻插入肛门15～20 cm,缓缓注入药液,再注温开水5～10 mL,抬高肛管尾端使药液全部流入。	●使药液充分吸收,以达治疗的目的 ●嘱其尽可能保留1小时以上再排便 ●注意观察患者反应
4.**拔管** 擦净肛门。脱手套,消毒双手。协助患者取舒适卧位	
5.**操作后处理**	
(1)整理床单位,处理用物	
(2)洗手,记录	●记录灌肠时间,灌肠液的种类、量

【注意事项】

（1）肛门、直肠、结肠等手术后患者及排便失禁患者，均不宜做保留灌肠。

（2）灌肠前了解病变部位，以便选用适当的卧位和插入肛管的深度。

（3）灌肠前嘱患者先排尽大小便，肛管宜细，插入宜深，压力宜低，速度宜慢。

（二）口服高渗溶液清洁肠道技术

高渗溶液进入肠道，在肠道内形成高渗环境，使肠道内水分大量增加，从而软化粪便，刺激肠蠕动，加速排便，达到清洁肠道的目的。适用于直肠、结肠检查和手术前肠道准备。常用溶液有甘露醇、硫酸镁和磷酸钠盐等口服溶液。

（三）简易通便技术

采用简而易行，经济有效的措施，协助患者排便，解除便秘。常用于老年、体弱及久病的便秘患者。所用的通便剂为高渗溶液和润滑剂所制成，具有吸出组织水分、稀释、软化粪便和润滑肠壁刺激肠蠕动的作用。常用的方法有开塞露法、甘油栓法和肥皂栓法。

（四）肛管排气技术

肛管排气技术是将肛管从肛门插入直肠，排除肠腔内积气，减轻腹胀的方法。

（白凤霞）

第十章　给　药

给药（administering medication）是药物治疗的具体执行过程，是临床最常用的一种治疗方法。其目的包括协助诊断、减轻症状、维持正常生理功能以及预防和治疗疾病。为保证合理、有效、安全、正确给药，医护人员必须了解药理学知识，掌握各种给药的方法和技术，指导患者合理、正确用药，保证药物治疗的最佳效果。

第一节　给药的基本知识

作为给药的直接执行者，医护人员要确保药物的质量，认真做好药物的保管；要熟悉药物的性能、作用及不良反应，掌握药物的剂型、剂量和给药方法及时间，及时观察用药效果，防止或减少不良反应的发生。

一、药物的种类及保管

（一）药物的种类

常用药物依据给药途径不同可分为以下几类：

1.内服药：有溶液、合剂、片剂、酊剂、粉剂、胶囊、散剂、丸剂及纸型等。

2.注射药：有溶液、油剂、混悬剂、结晶、粉剂。

3.外用药：有软膏、溶液、酊剂、粉剂、搽剂、洗剂、滴剂、栓剂、涂膜剂等。

（二）药物的保管

1.病区的常备药应由专人负责，新领药物要认真核对，定期检查药物质量，防止积压、变质。特殊药物应有明显标记，加锁保管，使用后及时登记，做好交班。

2.药柜应放在通风、干燥、光线明亮处，但不宜透光，保持整齐清洁。药品应分类定点放置。

3.药瓶标签完整，药名中英文对照，字迹清晰，凡没有瓶签或瓶签模糊不能辨认，以及药物有变色、混浊、发霉、沉淀或异味等现象，均不得使用。

4.药物应按有效期的先后顺序排列使用，避免过期浪费。

5.个人专用的特种药物，应注明床号、姓名，并单独存放。

6.各类药物根据不同性质妥善保存。

（1）容易氧化和遇光变质的药物应装在有色密盖瓶中，放于阴冷处或用黑纸遮盖，如维生素C、盐酸肾上腺素、氨茶碱等。

（2）容易挥发、潮解或风化的药物应装瓶盖紧，如三溴片、甘草片、糖衣片、硫酸亚铁等。

（3）容易燃烧爆炸的药物，应密闭瓶盖，置于阴凉处，并远离明火，如乙醚、酒精、环氧乙烷等。

（4）容易被热破坏的生物制品和抗生素，应置于干燥阴凉处（约20℃）或冷藏于2～10℃处保存，如疫苗、胎盘球蛋白、青霉素皮试液等。

二、给药的原则

1.根据医嘱给药：应熟悉药物的作用、用法和不良反应，给药时必须严格依据医嘱，对有疑问的医嘱应及时查对核实，不可盲目执行，也不可擅自更改。

2.严格查对制度：认真检查药物质量，凡是过期或变质的药物不得使用，做到"三查八对"，杜绝差错事故的发生。

三查——操作前、操作中、操作后查。

八对——对床号、姓名、药名、浓度、剂量、方法、时间、有效期。

3.安全用药：核查准确的药物以及药物的剂量、浓度、方法和时间。指导患者合理正确地使用药物。备好的药品应及时分发或使用，避免放置过久而使药效降低或污染。对易发生过敏反应的药物，应询问过敏史，做过敏试验，阴性方可用药。

4.观察用药反应：用药后应监测患者病情变化，评价药物疗效和不良反应。

三、给药的途径、次数和时间

1.给药的途径

不同的给药途径可产生不同的药物效应，应根据药物的性质、剂型、组织对药物的吸收情况及治疗需要而决定给药途径。常用给药途径有口服、舌下含化、吸入、外敷、直肠给药、注射（皮内、皮下、肌内、静脉、动脉注射）等。动脉、静脉注射给药可使药物直接进入血液循环，其余给药方法的药物吸收速度由快至慢的顺序为：吸入＞舌下含化＞直肠给药＞肌内注射＞皮下注射＞口服＞皮肤。

2.给药的次数和时间

给药的次数和时间取决于药物的半衰期，以维持药物在血液中的有效浓度为最佳选择。同时，要考虑药物的特性及人体的生理节奏。

表10-1　医院常用给药方法的外文缩写和中文译意对照表

外文缩写	中文译意	外文缩写	中文译意
qh	每1小时一次	st	立即
q2h	每2小时一次	prn	需要时（长期）
q3h	每3小时一次	sos	必要时（限用一次,12小时内有效）
q4h	每4小时一次	DC	停止
q6h	每6小时一次	aa	各
qd	每日一次	ad	加至
bid	每日二次	Rp,R	处方
tid	每日三次	po	口服
qid	每日四次	OD	右眼
qod	隔日一次	OS	左眼
biw	每周两次	OU	双眼
qm	每晨一次	AD	右耳
qn	每晚一次	AS	左耳
am	上午	AU	双耳
pm	下午	ID	皮内注射
12n	中午12点	H	皮下注射
12mn	午夜12点	IM/im	肌内注射
hs	睡前	IV/iv	静脉注射
ac	饭前	ivgtt/ivdrip	静脉滴注
pc	饭后		

表 10-2　医院常用药物剂型的外文缩写和中文译意对照表

外文缩写	中文译意	外文缩写	中文译意
tab	片剂	comp	复方
sol	溶液	cap	胶囊
mist	合剂	supp	栓剂
inj	注射剂	ung	软膏
syr	糖浆剂	pil	丸剂
pulv	粉剂/散剂	tr	酊剂

表 10-3　医院常用给药时间与安排表

给药时间	安排	给药时间	安排
q2h	6am,8am,10am,12n,2pm,4pm⋯	qd	8am
q3h	6am,9am,12n,3pm,6pm⋯	bid	8am,4pm
q4h	8am,12n,4pm,8pm,12mn⋯	tid	8am,12n,4pm
q6h	8am,2pm,8pm,2am	qid	8am,12n,4pm,8pm,
qm	6am	qn	8pm

四、影响药物作用的因素

（一）药物因素

1.药物剂量

在安全范围内，药物的作用因剂量大小而不同，即剂量愈大，血药浓度愈高，作用愈强。当剂量超过一定限度时则会产生中毒反应。在连续给药时还须考虑两次给药之间的间隔时间，如果在一定时间内给药总剂量不变，两次给药间隔时间长，则每次的用药量就较大，而且血药浓度的波动也较大。

2.药物剂型

把药物制成便于应用和保存的各种型态，称为剂型。同一药物的不同剂型吸收速率和分布的范围可以不同，从而影响药物起效时间、作用强度和维持时间等。

3.给药途径和时间

不同的给药途径一般主要影响药物的吸收速度、吸收量以及血药浓度，也影响药物作用的快慢与强弱。个别药物会因给药途径不同，影响药物作用的性质。

4.联合用药

联合用药是指为了达到治疗目的而采取的两种或两种以上的药物同时或先后应用。联合用药可影响药物的吸收、分布、生物转化、排泄及作用效应等，从而改变药物的效应和毒性。因此，联合用药时应依据药效学、药动学及机体情况综合判断，还应注意药物的物理性和化学性的配伍禁忌。要遵守"常见药物配伍禁忌"的规定。

（二）机体因素

1.生理因素

一般来说，药物用量与体重成正比。但儿童与老年人对药物的反应与成年人不同，除体重因素外，还与生长发育、机体的功能状态有关。性别不同对药物的反应一般无明显差异，但女性需注意特殊生理时期用药。

2.病理状态

疾病可影响机体对药物的敏感性，改变药物在体内的代谢过程，从而影响药物的效应。药物治疗时应特别注意患者肝肾功能受损程度。

3.心理行为因素

心理行为因素在一定程度上可影响药物效应，其中以患者情绪、对药物的信赖程度、对药疗的配合程度、医护人员的语言及暗示作用等最为重要。

（三）饮食因素

1.促进药物吸收增加疗效

高脂饮食可促进脂溶性维生素 A、D、E 的吸收，宜在餐后服用；酸性食物可增加铁剂的溶解度，促进铁的吸收。

2.干扰药物吸收减低疗效

钙剂不宜与菠菜同食，因菠菜中的草酸会与钙结合成草酸钙，影响钙的吸收；铁剂不能与茶水、高脂饮食同服，茶叶中的鞣酸可与铁结合形成铁盐，脂肪抑制胃酸分泌，都会影响铁的吸收。

3.改变尿液的 pH 酸碱度而影响药效

鱼、肉等在体内代谢产生酸性物质，豆制品、蔬菜等素食在体内代谢产生碳酸氢盐，从而影响尿液的 pH 酸碱度。例如，氨苄西林在酸性尿液中杀菌力强，治疗泌尿系感染时应多吃荤食；磺胺类药物在碱性尿液中抗菌力较强，用药时应多吃素食。

第二节　各种给药技术

一、口服给药技术

口服给药（administering oral medications）是临床最常用、方便、经济、安全的给药技术。药物经口服后，通过胃肠黏膜吸收进入血液循环，起到局部或全身的治疗作用。但口服给药时，药物吸收慢而不规则，由肠道吸收后首先进入肝脏代谢使药效受到影响，某些药物有胃肠道的刺激性而不能口服，病危、昏迷或呕吐不止的患者则不宜口服。

【目的】

协助患者正确服用药物，达到减轻症状、治疗疾病、维持正常生理功能、协助诊断、预防疾病的目的。

【操作前准备】

1. 评估并解释：评估患者的病情及治疗情况，有无自理能力及合作程度，有无影响口服用药的疾病，有无吞咽困难、呕吐状况；向患者解释给药的目的和服药的注意事项。

2. 患者准备：了解服药目的、方法、注意事项和配合要点，取舒适卧位。

3. 操作者准备：着装整洁，修剪指甲，洗手，戴口罩。

4. 用物及药物准备：服药本、小药卡、药车、饮水管、水壶（内装40～60℃温开水）、速干手消毒剂、污物桶；药物由中心药房准备。

5. 环境准备：环境清洁、安静、光线充足。

【操作步骤】

步　　骤	要点与说明
1. 备齐用药	● 严格查对
2. 发药	
(1) 按规定时间，送药至患者床前	
(2) 核对床号、姓名，确认无误后发药	● 如患者有疑问，应重新核对后再发药
	● 若患者不在或因故不能当时服药者，将药品带回保管，适时再发或交班
(3) 协助患者取舒适卧位，解释服药目的和注意事项	
(4) 协助患者用温开水服药，待服下后方可离开	● 对危重患者，护士应予喂服；婴幼儿、上消化出血患者、鼻饲患者必须将药物碾碎溶解后，从胃管注入，再用少许温开水冲净胃管
(5) 再次核对	
3. 处理用物	
4. 观察，洗手，记录	● 观察药物疗效及不良反应

【注意事项】

1. 更换药物或停药应及时告诉患者，如患者提出疑问，应耐心解释。

2. 抗生素及磺胺类药物需在血液内保持有效浓度，必须准时给药。

3. 健胃药宜在饭前服，助消化药及对胃黏膜有刺激性的药物宜在饭后服用，催眠药在睡前服用，驱虫药宜在空腹或半空腹服用。

4. 对牙齿有腐蚀作用或使牙齿染色的药物，如酸类或铁剂，服用时避免与牙齿接触，可将药液由饮水管吸入，服后再漱口。

5. 某些磺胺类药物经肾脏排出，尿少时即析出结晶，引起肾小管堵塞，服药后应指导患者多饮水。

6. 对呼吸道黏膜起保护性作用的止咳合剂，服后则不宜立即饮水，以免冲淡药物，降低药效。

7. 服用强心苷类药物如洋地黄、地高辛等，应先测脉率、心率，并注意其节律变化，脉率低于60次/分钟或节律不齐时则不可继续服用。

8. 缓释片、肠溶片、胶囊吞服时不可嚼碎；舌下含片应放舌下或两颊黏膜与牙齿之间待其融化。

二、雾化吸入技术

雾化吸入（inhalation）是应用雾化装置将药液分散成细小雾滴，以气雾状喷出，使其悬浮在空气中经鼻或口由呼吸道吸入的治疗技术。吸入的药物既可对呼吸道局部产生作用，也可经肺组织吸收而产生全身性疗效。其特点为起效快、用药剂量小、不良反应轻。常用雾化吸入技术有超声雾化吸入、氧气雾化吸入、压缩雾化吸入、手压式雾化器雾化吸入。

【目的】

1. 湿化气道：用于呼吸道干燥、痰液黏稠、气道不畅、气管切开术后患者。

2. 控制呼吸道感染：消除炎症、减轻呼吸道黏膜水肿，稀化痰液，帮助祛痰。

3. 改善呼吸功能：解除支气管痉挛，保持呼吸道通畅。

4. 预防呼吸道感染：胸部手术前后的患者。

【操作前准备】

1. 评估并解释：评估患者的病情、治疗情况、用药史、意识状况、合作程度、呼吸道状况；向患者解释雾化吸入的目的、方法、注意事项、配合要点。

2. 患者准备：了解雾化吸入法的目的、方法、注意事项及配合要点。

3. 操作者准备：着装整洁，修剪指甲，洗手，戴口罩。

4. 用物及药物准备

（1）用物准备：①超声雾化吸入器一套（见图10-1）、水温计、冷蒸馏水、生理盐水。超声雾化吸入器的构造主要有超声波发生器、水槽和晶体换能器、雾化罐和透声膜。超声波发生器通电后输出的高频电能通过水槽底部的晶体换能器转换成超声波声能，声能振动并透过雾化罐底部的透声膜作用于罐内的药液，使药物表面张力破坏而形成细微雾滴，再通过导管吸入呼吸道。②氧气雾化吸入器、氧气装置一套、弯盘。氧气雾化吸入是借助高速氧气气流,通过毛细管在管口产生负压,将药液由邻近的小管吸出至毛细管口,被高速气流撞击成细小雾滴喷出。

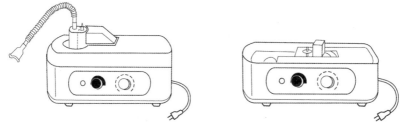

图10-1 超声雾化器

（2）药物准备:①抗生素:控制呼吸道感染,消除炎症。常用卡那霉素、庆大霉素等。②解痉药物:解除支气管痉挛。常用氨茶碱、沙丁胺醇等。③通畅呼吸道:稀释痰液,帮助祛痰。常用α-糜蛋白酶等。④减轻水肿:减轻呼吸道黏膜水肿。常用地塞米松等。

5.环境准备:清洁、安静、光线充足。

【操作步骤】

步 骤	要点与说明
1.检查雾化器	• 检查雾化器各部件是否完好,确保无漏气、松动、脱落等异常问题
2.利用不同雾化装置进行雾化吸入	
▲超声雾化吸入法	
（1）加水:水槽内加冷蒸馏水,盖紧水槽盖	• 液面要求浸没雾化罐底部的透声膜;水温<50 ℃
（2）加药:核对药物并稀释至30~50 mL,倒入雾化罐内,检查无漏水后放入水槽	• 操作中注意保护水槽底部的晶体换能器及雾化罐底部的透声膜
（3）核对、解释:携用物至患者床旁,核对患者床号、姓名,向患者说明操作目的及配合方法	
（4）取舒适卧位	
（5）雾化吸入:接通电源,打开开关,调定雾化时间(一般为15~20分钟);调节雾量;将口含嘴放入患者口中(或使用面罩),嘱患者深呼吸	
（6）雾化完毕:取下口含嘴(或面罩),关闭雾化开关及电源开关	• 连续使用超声雾化器时,需间隔30分钟

续表

步　骤	要点与说明
▲**氧气雾化吸入法**	● 注意用氧安全
(1)加药:核对药物并稀释至5 mL,注入雾化器药杯内	
(2)核对、解释	
(3)取舒适卧位	
(4)连接:连接雾化器接气口与氧气装置	● 氧气湿化瓶内勿放水,以免药液被稀释
(5)雾化吸入:调节氧气流量,将口含嘴放入患者口中,嘱患者闭紧嘴唇深吸气,用鼻呼气,直至药液吸完	● 氧气流量:6～8 L/min
(6)雾化完毕:取下口含嘴,关闭氧气开关	
3.**整理床单位,协助患者取舒适卧位**	
4.**处理用物**	● 按规定消毒处理用物
5.**观察,记录,洗手**	● 记录雾化时间,患者反应及效果;协助患者排痰

三、注射给药技术

注射给药（administering injection）是将一定量的无菌药液或生物制剂注入体内的技术。注射给药时药物吸收快,血药浓度迅速升高,适用于需要较迅速发挥药效而不能口服给药的患者。但注射给药会造成一定程度的组织损伤,引起疼痛及潜在并发症的发生。另外,因药物吸收快,不良反应发生迅速,处理相对困难。注射给药技术包括皮内注射、皮下注射、肌内注射、静脉注射和动脉注射。

（一）注射原则

1.遵守给药原则

2.严格遵守无菌操作原则

（1）注射前必须洗手,戴口罩,着装整洁。注射后再次洗手,避免交叉感染。

（2）无菌注射器针筒内面、针头、活塞、乳头、针梗及针尖均应保持无菌。

（3）按要求消毒注射部位,并保持无菌。皮肤常规消毒方法:用无菌棉签蘸取0.5%碘附或安尔碘,以注射点为中心向外螺旋式旋转涂擦,直径在5 cm以上,消毒2遍。

3.严格执行查对制度

（1）认真执行"三查八对"制度,做到注射前、中、后仔细查对,以免遗漏或错误。

（2）严格检查药物质量，如药液有变质、沉淀、混浊或过期，安瓿或密封瓶有裂痕等，则不可使用；同时注射多种药物，应检查有无配伍禁忌。

4. 严格执行消毒隔离制度

注射时一人一套物品，所用物品必须按消毒隔离制度处理，一次性用物按规定处理，不可随意丢弃（用过的注射器针头和输液器针头放入锐器盒中集中销毁，注射器和输液器毁形后装入医用垃圾袋按感染性废弃物处理）。

5. 选择合适的注射器和针头

6. 选择合适的注射部位

注射部位应避开神经、血管处（动脉、静脉注射除外），不可在有炎症、瘢痕、硬结、化脓感染或皮肤病的部位进针，需长期注射的患者应经常更换注射部位。

7. 注射药物应现用现配

药物在规定时间内配制抽取，即刻注射，以防药效降低或被污染。

8. 注射前排尽注射器内空气

注射前必须排尽注射器内空气，尤其是动脉、静脉注射时，防止空气进入血管形成空气栓塞。排气时避免药液浪费、注射器及针头被污染。

9. 注射前检查有无回血

动脉、静脉注射必须见回血后方可注入药物；皮下、肌内注射无回血方可注入药物。

10. 掌握合适的进针角度和深度

（1）进针时不可将全部针梗刺入皮下，以防不慎断针后难以处理。

（2）根据各种注射法的要求掌握适宜的进针角度和深度（见图10-2）。

11. 掌握无痛注射的要点

（1）向患者说明解释用药的目的，分散注意力，取合适体位，使注射部位肌肉松弛，易于进针。

（2）掌握"二快一慢"（进针及拔针快、推药慢）和注药应匀速的方法。

（3）同时注射多种药物时，应先注射刺激性弱的，再注射刺激性强的药物，并且选择适宜针头，进针要深，以减轻疼痛。

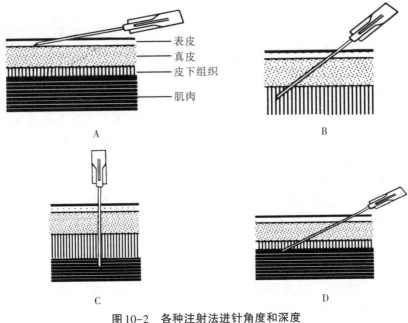

图 10-2 各种注射法进针角度和深度

A 皮内注射　　B 皮下注射　　C 肌内注射　　D 静脉注射

（二）注射前准备

1.用物准备

（1）注射盘：皮肤消毒液（0.5%碘附或安尔碘、75%乙醇）；无菌棉签、砂轮、启瓶器，静脉注射时加止血带和治疗巾；按医嘱准备注射药物；弯盘、注射卡。

（2）注射器和针头的结构（见图10-3）、规格、用途（见表10-4）：注射器由空筒和活塞组成，空筒前端为乳头，空筒上有刻度，活塞后部有活塞轴、活塞柄；针头由针尖、针梗、针栓三部分组成。

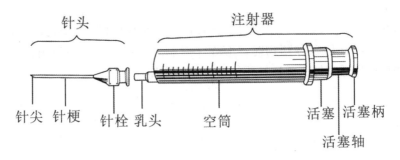

图 10-3 注射器和针头的结构

表10-4 注射器、针头的规格及用途

注射器	针头规格	用途
1mL	4.5～5	皮内试验、注射小剂量药液
1mL、2 mL	5～6	皮下注射
2 mL、5 mL	6～7	肌内注射
5 mL、10 mL、20 mL、30 mL、50 mL	6～9	静脉注射、静脉采血

（3）速干消毒剂，锐器盒、污物桶。

2.抽吸药液的步骤

步　骤	要点与说明
（1）洗手，戴口罩，查对药物	• 严格执行查对制度和无菌操作原则
（2）吸药	• 吸取结晶或粉剂用无菌生理盐水或注射用水将药物溶化后再吸取；混悬剂先摇匀后再吸取；黏稠油剂先加温后抽吸；油剂及混悬剂选用稍粗长针头吸取
▲自安瓿内吸取药液	
1)将安瓿尖端药液弹至体部，用砂轮在安瓿颈部划一锯痕，消毒安瓿颈部，拭去细屑，折断安瓿	
2)将注射器针头斜面向下，伸入安瓿内的液面下，抽动活塞进行吸药(见图10-4)	• 针尖不可触及安瓿外口
▲自密封瓶内吸取药液	
1)除去铝盖中心部分，消毒瓶塞，待干	
2)注射器内吸入与所需药液等量的空气，将针头扎入瓶内，注入空气	• 增加瓶内压力，避免形成负压
3)倒转药瓶及注射器，使针尖在液面下，吸取所需药量，再以食指固定针栓，拔出针头(见图10-5)	
（3）排气 针头向上，轻拉活塞使针头中的药液流入注射器内，使气泡聚集在乳头口，轻推活塞，驱出气体	• 如注射器乳头偏向一侧，应使气泡集中于乳头根部，然后按上法驱出空气 • 排气时避免药液浪费；以免影响药量
（4）再次核对 再次查对无误后置于注射盘内备用	• 注意保持无菌，避免污染
（5）洗手	

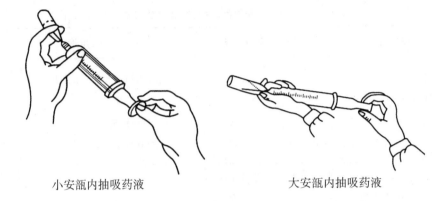

小安瓿内抽吸药液　　　　　　大安瓿内抽吸药液

图10-4　自安瓿内抽吸药液

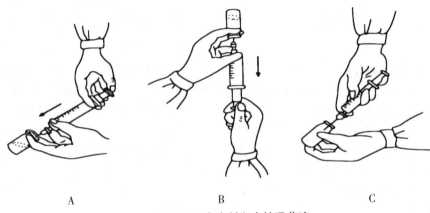

A　　　　　　　　B　　　　　　　　C

图10-5　自密封瓶内抽吸药液

A.向密封瓶内注入与所需药量等量的空气
B.倒转药瓶,针尖在液面以下,抽取药液至所需剂量
C.用食指固定针栓,拔出针头

（三）常用注射技术

1.皮内注射技术（ID）

皮内注射是将小量药液注入表皮与真皮之间的技术。

【目的】

（1）用于各种药物过敏试验,以观察有无过敏反应。

（2）预防接种。

（3）局部麻醉的先驱步骤。

【操作前准备】

（1）评估并解释：评估患者的病情、治疗情况、意识状况、合作程度、用药史、药物过敏史,观察注射部位皮肤状况；向患者解释皮内注射的目的、方法、注意事项、配合要点。

（2）患者准备：了解皮内注射的目的、方法、注意事项及配合要点；取舒适体位并暴露注射部位。

（3）操作者准备：着装整洁，修剪指甲，洗手，戴口罩。

（4）用物及药物准备：注射盘、1 mL 注射器、4.5 号或 5 号针头、注射卡；按医嘱准备药物，如为药物过敏试验，另备 0.1% 盐酸肾上腺素和注射器；弯盘、速干手消毒剂、锐器盒、污物桶。

（5）环境准备：清洁、安静、光线充足。

【操作步骤】

以药物过敏试验为例

步 骤	要点与说明
（1）洗手，戴口罩，查对药物	● 严格执行查对制度和无菌操作原则
（2）吸药	
（3）核对患者，选择注射部位	● 根据注射目的选择部位：药物过敏试验选取前臂内侧下段，因该处皮肤较薄，皮色较淡，易于注射和辨认；预防接种常选用上臂三角肌下缘；局部麻醉选择需麻醉处
（4）消毒 用 75% 的乙醇消毒皮肤	● 忌用碘附，以免影响结果的观察
（5）二次核对，排气	● 操作中查对
（6）穿刺、注射 一手绷紧皮肤，一手持注射器，使针头斜面向上，与皮肤呈 5°～15° 刺入皮内（见图 10-6）。针尖斜面全部进入皮内后放平注射器，用绷紧皮肤手的大拇指固定针栓，注入药液 0.1 mL，局部隆起形成皮丘	● 进针角度不能过大，注入剂量要准确 ● 如需做对照试验，在另一前臂相应部位注入 0.1 mL 生理盐水 ● 皮丘呈半球状，皮肤变白并显露毛孔 ● 操作中应与患者沟通，了解患者反应
（7）拔针 注射完毕，快速拔针，勿按压针眼	● 嘱患者勿按揉局部，20 分钟后观察局部反应
（8）再次核对	● 操作后查对
（9）操作后处理 协助患者取舒适卧位，处理用物	● 按消毒隔离原则处理用物
（10）洗手，记录	● 将过敏试验结果记录在病历上，阳性用红笔标记"+"，阴性用蓝色或黑色笔标记"-"

【注意事项】

（1）做过敏试验前，应详细询问患者用药史、家族史、过敏史，如果患者对注射药物有过敏史，则不能做皮试，应更换其他药物。

（2）在做过敏试验前应备好急救药物。

（3）做药敏试验后，嘱患者勿离开病室或注射室，如果有任何不适症状，应立即通知医护人员。

（4）药物过敏试验结果如果为阳性反应，应记录在病历上并告知患者或家属不能再用该药。

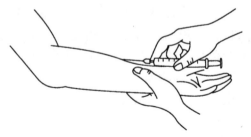

图10-6　皮内注射

2.皮下注射技术（HD）

皮下注射是将小量药液注入皮下组织的技术。

【目的】

（1）需迅速达到药效、不能或不宜经口服给药时采用。比如口服胰岛素，药物在胃肠道内易被消化酶破坏，失去作用，而皮下注射则迅速被吸收。

（2）局部麻醉用药或术前给药。

（3）预防接种。

【操作前准备】

（1）评估并解释：评估患者的病情、治疗情况、意识状况、合作程度、用药史，观察注射部位皮肤及皮下组织状况；向患者解释皮下注射的目的、方法、注意事项、配合要点、药物作用。

（2）患者准备：了解皮下注射的目的、方法、注意事项、药物作用及配合要点；取舒适体位并暴露注射部位。

（3）操作者准备：着装整洁，修剪指甲，洗手，戴口罩。

（4）用物及药物准备：注射盘、1～2 mL注射器、5.5号或6号针头、注射卡；按医嘱准备药物；速干手消毒剂、锐器盒、污物桶。

（5）环境准备：清洁、安静、光线充足。

【操作步骤】

步　骤	要点与说明
（1）洗手，戴口罩，查对药物	● 严格执行查对制度和无菌操作原则
（2）吸药	
（3）核对患者，取合适体位，选择注射部位	● 常选用上臂三角肌下缘,也可选用两侧腹壁,后背及大腿前侧和外侧(见图10-7)

续表

步　骤	要点与说明
（4）消毒	
（5）二次核对，排气	● 操作中查对
（6）穿刺 一手绷紧皮肤，一手持注射器，以食指固定针栓，针头斜面向上，和皮肤呈30°～40°刺入皮下（见图10-8）	● 进针不宜过深，以免刺入肌层 ● 将针梗的1/2～2/3刺入皮下，勿全部刺入
（7）推药 松开绷紧皮肤的手，轻抽活塞，如无回血，缓慢推药	● 推药速度要缓慢均匀，以减轻疼痛 ● 操作中应与患者沟通，了解患者反应
（8）拔针、按压 注射完毕，用无菌干棉签轻压针刺处，快速拔针后再按压片刻	● 压迫至不出血
（9）再次核对	● 操作后查对
（10）操作后处理 协助患者取舒适卧位，处理用物	● 按消毒隔离原则处理用物
（11）洗手，记录	● 记录注射时间，药物名称、浓度、剂量，患者反应

【注意事项】

（1）注射前应详细询问患者用药史。

（2）针头刺入角度不宜>45°，以免刺入肌层；过于消瘦者，可捏起局部组织注射。

（3）长期注射者，应经常更换注射部位。

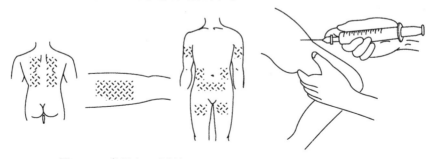

图10-7　常用皮下注射部位　　　　图10-8　皮下注射

3.肌内注射技术（IM 或 im）

肌内注射是将药液注入肌肉组织的技术。注射部位一般选择肌肉丰厚且距大血管和神经较远处。常用注射部位如下：

（1）臀大肌注射定位法（见图10-9）

臀大肌起自髂后上棘与尾骨尖之间，肌纤维平行向外下方止于股骨上部。注射时应避免损伤坐骨神经。

①十字法：以臀裂顶点向左侧或右侧画一水平线，从髂嵴最高点做一垂线，将臀部分为4个象限，其外上象限并避开内角（从髂后上棘至股骨大转子

连线），即为注射区。

②连线法：取髂前上棘和尾骨线的外 1/3 处为注射部位。

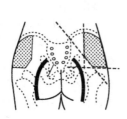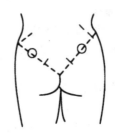

十字法　　　　　　　　　　　　　连线法

图 10-9　臀大肌注射定位法

（2）臀中肌、臀小肌注射定位法（见图 10-10）

①将食指尖和中指尖分别置于髂前上棘和髂嵴下缘处，在髂嵴、食指、中指之间构成一个三角形区域，注射部位为食指与中指构成的内角。此处血管、神经较少，脂肪组织也较薄。

②髂前上棘外侧三横指处（以患者手指宽度为准）。

（3）股外侧肌注射定位法

注射部位为大腿中段外侧，一般成人可取髋关节下 10 cm 至膝关节上 10 cm 处，约 7.5 cm 宽的范围。此区大血管、神经干很少通过，部位较广，适用于多次注射者。

（4）上臂三角肌注射定位法（见图 10-11）

为上臂外侧自肩峰下 2～3 指，此处肌肉分布较臀部少，只能做小剂量注射。

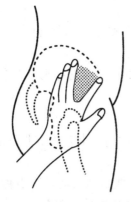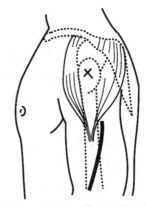

图 10-10　臀中肌、臀小肌注射定位法　　　　图 10-11　上臂三角肌注射定位法

【目的】

用于不宜或不能口服或做静脉注射,要求比皮下注射更迅速发挥疗效者。

【操作前准备】

(1)评估并解释:评估患者的病情、治疗情况、意识状况、合作程度、肢体活动能力、用药史,观察注射部位皮肤及肌肉组织状况;向患者解释肌内注射的目的、方法、注意事项、配合要点、药物作用及副作用。

(2)患者准备:了解肌内注射的目的、方法、注意事项、药物作用及配合要点;取舒适体位并暴露注射部位。

(3)操作者准备:着装整洁,修剪指甲,洗手,戴口罩。

(4)用物及药物准备:注射盘、2~5 mL注射器、6~7号针头、注射卡;按医嘱准备药物;速干手消毒剂、锐器盒、污物桶。

(5)环境准备:清洁、安静、光线充足,必要时屏风遮挡。

【操作步骤】

步 骤	要点与说明
(1) **洗手,戴口罩,查对药物**	● 严格执行查对制度和无菌操作原则
(2) **吸药**	
(3) **核对患者,取合适体位,选择注射部位**	● 按注射原则选择注射部位,两岁以下婴幼儿因臀大肌尚未发育好,有损伤坐骨神经的危险,最好选臀中肌、臀小肌注射
(4) **消毒**	
(5) **二次核对,排气**	● 操作中查对
(6) **穿刺** 一手绷紧皮肤,一手持注射器,以中指固定针栓,和皮肤呈90°垂直刺入(见图10-12)	● 切勿将针梗全部刺入 ● 消瘦者及患儿进针深度酌减
(7) **推药** 松开绷紧皮肤的手,轻抽活塞,如无回血,缓慢推药	● 推药速度要缓慢均匀,以减轻疼痛 ● 操作中应与患者沟通,观察患者反应
(8) **拔针、按压** 注射完毕,用无菌干棉签轻压针刺处,快速拔针后再按压片刻	● 压迫至不出血
(9) **再次核对**	● 操作后查对
(10) **操作后处理** 协助患者取舒适卧位,处理用物	● 按消毒隔离原则处理用物
(11) **洗手,记录**	● 记录注射时间,药物名称、浓度、剂量,患者反应

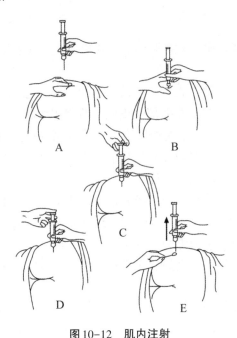

图10-12　肌内注射

A 绷紧皮肤　B 垂直进针　C 抽吸回血　D 推注药液　E 快速拔针

【注意事项】

（1）两种药物同时注射时，应注意配伍禁忌。

（2）需长期注射者，应交替更换注射部位，选用细长针头，以避免或减少硬结发生。如已出现硬结，可用热敷、理疗法处理。

（3）臀部肌肉注射时，为使臀部肌肉松弛，减轻疼痛不适，可取侧卧位、仰卧位或坐位。其体位摆放要求为：侧卧位时上腿伸直，下腿稍弯曲；俯卧位时足尖相对，足跟分开；坐位时座椅要稍高，便于操作。

4.静脉注射技术（Ⅳ或ⅳ）

静脉注射是自静脉注入药液的技术。常用的静脉包括：

（1）四肢浅静脉：上肢常用肘部浅静脉（贵要静脉、正中静脉、头静脉）、腕部静脉、手背静脉；下肢常用大隐静脉、小隐静脉、足背静脉（见图10-13）。

（2）头皮静脉：小儿头皮静脉丰富，分枝较多，相互交错呈网状且表浅易见，易于固定，方便儿童活动（见图10-14）。

（3）股静脉：股静脉位于股三角区。

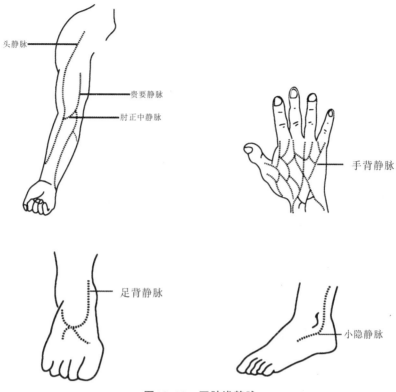

图 10-13 四肢浅静脉

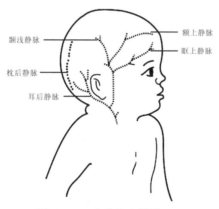

图 10-14 小儿头皮静脉

【目的】

（1）用于药物不宜或不能口服、皮下注射、肌内注射，要求迅速发挥药效者。

（2）用于诊断性检查，由静脉注入药物，如为肝、肾、心脏等脏器做 X 线

149

摄片。

（3）用于静脉营养治疗。

【操作前准备】

（1）评估并解释：评估患者的病情、治疗情况、意识状况、合作程度、肢体活动能力，观察穿刺部位皮肤状况、静脉充盈度、血管壁弹性；向患者解释静脉注射的目的、方法、注意事项、配合要点、药物作用及副作用。

（2）患者准备：了解静脉注射的目的、方法、注意事项、药物作用及配合要点；取舒适体位并暴露注射部位。

（3）操作者准备：着装整洁，修剪指甲，洗手，戴口罩。

（4）用物及药物准备：注射盘、注射器（根据药液量准备）、6~9号针头、注射卡、无菌纱布、止血带、治疗巾、小棉垫、胶布；按医嘱准备药物；速干手消毒剂、锐器盒、污物桶。

（5）环境准备：清洁、安静、光线充足，必要时屏风遮挡。

【操作步骤】

步　骤	要点与说明
（1）洗手，戴口罩，查对药物	● 严格执行查对制度和无菌操作原则
（2）吸药	
（3）核对患者，取合适卧位，选择合适静脉	● 患儿取仰卧位或侧卧位，必要时剔去穿刺部位毛发；股静脉注射患者取仰卧位，下肢伸直略外展外旋；选择粗直、弹性好、易于固定的静脉，避开关节和静脉瓣
▲四肢浅静脉注射	
1)垫小棉垫:在穿刺部位下方垫小棉垫,铺治疗巾	
2)系止血带:在穿刺部位上方(近心端)约6 cm处扎紧止血带	● 止血带末端向上,以免污染无菌区域
3)消毒,嘱患者握拳	
4)二次核对,排气	● 操作中查对
5)穿刺:一手绷紧静脉下端皮肤,一手持注射器,以食指固定针栓,和皮肤呈15°~30°自静脉上方或侧方刺入皮下,再沿静脉走向刺入静脉(见图10-15),见回血,再沿静脉走向进针少许	● 一旦出现局部血肿,立即松开止血带、拔出针头,按压局部,另选静脉重新穿刺
6)两松一固定:松止血带,患者松拳,固定针头	

续表

步 骤	要点与说明
▲**小儿头皮静脉注射**	
1）消毒	
2）二次核对,排气	
3）穿刺:助手固定患儿头部。术者一手拇、食指绷紧固定静脉两端,一手持头皮针,沿静脉方向平行刺入,见回血后推药少许,如无异常用胶布固定	• 适当约束患儿,以防针头脱出
▲**股静脉注射**	
1）消毒:消毒皮肤,消毒术者左手食指和中指	
2）二次核对,排气	
3）确定穿刺部位:用左手食指和中指于腹股沟扪及股动脉搏动最明显处予以固定	
4）穿刺:右手持注射器,针头与皮肤呈90°或45°,在股动脉内侧0.5 cm处刺入,抽动活塞见有暗红色血液,提示针头进入股静脉,固定针头	• 如抽出血液为鲜红色,提示针头进入股动脉,应立即拔出针头,用无菌纱布紧压穿刺点5～10分钟,直至无出血
（4）**推药**（见图10-16）	• 缓慢推注药液,观察局部情况及病情变化
（5）**拔针、按压** 注射完毕,用无菌干棉签轻压穿刺点处,快速拔针后按压片刻	• 股静脉注射拔针后用无菌纱布按压穿刺点3～5分钟,然后用胶布固定,避免引起出血或形成血肿
（6）**再次核对**	• 操作后查对
（7）**操作后处理** 协助患者取舒适卧位,处理用物	
（8）**洗手,记录**	• 记录注射时间,药物名称、浓度、剂量,患者反应

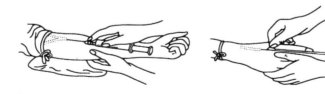

图 10-15 静脉注射进针法

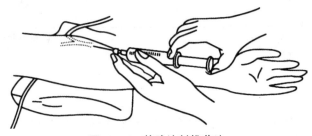

图 10-16　静脉注射推药法

【注意事项】

（1）注射对组织有强烈刺激性的药物时，先注入少量生理盐水，证实针头在静脉内，再换上有药液的注射器进行推药，以免药液外渗引起组织坏死。

（2）根据患者的年龄、病情、药物性质，掌握注药速度，注意听取患者主诉，观察局部情况及病情变化。

【静脉注射失败的常见原因】

（1）针头刺入静脉较少，松止血带时静脉回缩，针头滑出血管，药液注入皮下，引起隆起并有痛感。

（2）针尖斜面未完全刺入静脉，针头斜面一半在血管内，一半在血管外，抽吸虽有回血，但注药时药液溢出至皮下，局部皮肤隆起有疼痛。

（3）针头刺入较深，斜面一半穿破对侧血管壁，见有回血，但推药不畅，部分药液溢出至深层组织，局部可无明显隆起，但有痛感。

（4）针头刺入过深，穿透对侧血管壁，药物注入深部组织，有痛感，局部可无明显隆起，抽吸无回血。

【特殊患者的静脉穿刺要点】

（1）肥胖患者：肥胖患者皮下脂肪较厚，静脉位置较深，不明显，但相对固定，注射时，先摸清血管走向，再由静脉上方进针，进针角度稍加大（30°～40°）。

（2）水肿患者：可沿静脉解剖位置，用手按揉局部，以暂时驱散皮下水分，使静脉充分显露后再行穿刺。

（3）脱水患者：血管充盈不良，穿刺困难。可做局部热敷、按摩，待血管充盈后再穿刺。

（4）老年患者：老年人皮下脂肪少，静脉易滑动且脆性大，针头难以刺入或易穿破血管壁。注射时，可用手指分别固定穿刺段静脉上下两端，再沿静脉走向穿刺。

5.动脉注射技术（arterial injection）

动脉注射是自动脉注入药液的技术。常用动脉注射部位有股动脉、桡动脉、锁骨下动脉等。

【目的】

（1）用于抢救重度休克患者：加压输入血液可以迅速增加有效循环血容量。

（2）用于特殊检查：将造影剂注入需检查的动脉内，在X线下显现出动脉轮廓，了解其情况，如冠状动脉造影、脑血管造影等。

（3）用于选择性动脉插管化疗：通过选择性插管至肿瘤供血动脉，把化疗药物导入肿瘤组织内，提高抗肿瘤效应，减少全身毒副作用。如通过肝动脉灌注化疗药物治疗肝癌；通过支气管动脉灌注化疗药物治疗肺癌。

【操作前准备】

（1）评估并解释：评估患者的病情、治疗情况、意识状况、合作程度、肢体活动能力，观察穿刺部位皮肤及血管状况；向患者解释动脉注射的目的、方法、注意事项、配合要点、药物作用及副作用。

（2）患者准备：了解动脉注射的目的、方法、注意事项、配合要点、药物作用及副作用；取舒适体位并暴露注射部位。

（3）操作者准备：着装整洁，修剪指甲，洗手，戴口罩。

（4）用物及药物准备：注射盘、注射器（根据药液量准备）、6~9号针头、注射卡、无菌纱布、无菌手套、治疗巾；按医嘱准备药物；速干手消毒剂、锐器盒、污物桶。

（5）环境准备：清洁、安静、光线充足，必要时屏风遮挡。

【操作步骤】

步　骤	要点与说明
（1）**洗手，戴口罩，查对药物**	● 严格执行查对制度和无菌操作原则
（2）**吸药**	
（3）**核对患者，取合适卧位，暴露穿刺部位**	● 桡动脉穿刺:前臂掌侧腕关节上2 cm、动脉搏动明显处;新生儿宜选择桡动脉穿刺,因股动脉穿刺垂直进针时易伤及髋关节
	● 股动脉穿刺:患者取仰卧位,下肢略外展外旋,在腹股沟股动脉搏动最明显处
（4）**消毒** 范围>5 cm、待干,消毒术者左手食指和中指或戴无菌手套	
（5）**二次核对，排气**	● 操作中查对

续表

步　骤	要点与说明
(6) **穿刺** 在股动脉搏动最明显处固定动脉于两指之间,右手持注射器,针头与皮肤呈40°或90°,在两指之间刺入动脉	
(7) **推药** 见有鲜红色血液涌入注射器,用右手固定穿刺针的方向和深度,左手推注药液	
(8) **拔针、按压** 注射完毕,快速拔针后,用无菌纱布加压止血5～10分钟	• 用无菌纱布或沙袋加压止血,直至无出血为止,以免出血或形成血肿
(9) **再次核对**	• 操作后查对
(10) **操作后处理** 协助患者取舒适卧位,处理用物	• 按消毒隔离原则处理用物
(11) **洗手,记录**	• 记录注射时间,药物名称、浓度、剂量,患者反应

第三节　药物过敏试验技术

　　药物过敏反应是异常免疫反应,仅发生于少数人。药物过敏反应的发生与人的过敏体质有关,与所用药物的药理作用和用药剂量无关。药物过敏反应属于病理性免疫反应,是已免疫的机体再次接触相同抗原刺激时,出现的生理功能紊乱和(或)组织细胞损伤。药物作为抗原,进入机体后,有些机体体内会产生特异性抗体(IgE、IgG、IgM),使T淋巴细胞致敏,当再次使用同类药物时,抗原与致敏淋巴细胞上的特异性抗体结合,引起过敏反应。临床上使用的某些药物,可引起不同类型的过敏反应,严重时可发生过敏性休克,如不及时抢救,可危及生命。为了防止过敏反应的发生,在使用某些药物前,应详细询问过敏史,做过敏试验。医护人员应掌握试验液的配制和试验方法,正确判断试验结果,熟练掌握过敏反应的急救措施。

一、青霉素过敏试验技术

　　青霉素具有杀菌力强、毒性低的特点,临床应用广泛。但青霉素易致过敏反应,而且任何年龄、任何剂型和剂量、任何给药途径,均可发生过敏反应。因此,在使用青霉素前都应先询问过敏史、做过敏试验,试验结果阴性者方可用药。

　　(一)发生机制

　　青霉素制剂中所含的高分子聚合物及其降解产物(青霉噻唑、青霉稀酸)作为半抗原进入机体后,与蛋白质、多糖及多肽类结合成全抗原,刺激机体产生特异性抗体IgE。IgE能与肥大细胞和嗜碱性粒细胞结合，当个体再次接受类似抗原刺激后，即与特异性抗体（IgE）结合，发生抗原抗体反应，导致细胞释放一系列生物活性物质，如组织胺、缓激肽、5-羟色胺等。这些物质作用于效应器官，使平滑肌痉挛、微血管扩张、毛细血管通透性增高、腺体分泌增多。临床上可出现各种类型的变态反应（Ⅰ、Ⅱ、Ⅲ、Ⅳ型），属Ⅰ型变态反应的过敏性休克虽然少见，但其发生发展迅速，可因抢救不及时引起患者死亡。半合成青霉素（如阿莫西林、氨苄西林、羧苄西林等）与青霉素之间有交叉过敏反应，用药前同样应做皮肤过敏试验。

（二）青霉素过敏试验方法

【目的】

确定患者对青霉素是否过敏，作为临床用药依据。

【操作前准备】

1. 评估并解释：评估患者的用药史、过敏史、家族过敏史、病情、治疗情况、意识状况、合作程度、观察注射部位皮肤状况。凡是首次使用青霉素者，或者曾使用青霉素但停药3天后再次使用者，或者在使用过程中改用不同生产批号时，都需重做过敏试验。向患者解释操作目的、方法、注意事项、配合要点。

2. 患者准备：患者空腹时不宜进行皮试，因个别患者空腹时注射药物会出现眩晕、恶心等症状，易与过敏反应相混淆。

3. 操作者准备：着装整洁，修剪指甲，洗手，戴口罩。

4. 用物及药物准备：注射盘、1 mL注射器、4.5～5号针头、6～7号针头、注射卡；青霉素制剂、生理盐水、0.1%肾上腺素、急救车；锐器盒、速干手消毒剂、污物桶。

5. 环境准备：清洁、安静、光线充足。

【操作步骤】

1. 试验液的配制（见表10-5）

皮内试验液以每毫升含200～500 U的青霉素等渗盐水溶液为标准（即皮试液浓度为200～500 U/mL），注入皮下的剂量为0.1 mL，含青霉素20～50 U。

表10-5　青霉素皮肤试验液的配置(青霉素钠80万 U/瓶)

青霉素钠	加生理盐水（mL）	每mL溶液的青霉素钠含量（U/mL）	要点与说明
80万 U	4	20万	•用5 mL注射器,6～7号针头
0.1 mL上液	0.9	2万	•以下用1 mL注射器,6～7号针头
0.1 mL上液	0.9	2000	•每次配制时均需将药液摇匀
0.1 mL上液	0.9	200	•配置完毕换接4.5～5号针头

2. 试验方法

（1）皮内注射：确定患者无青霉素过敏史，于患者前臂内侧下段皮内注射青霉素皮试液 0.1mL（含 20 U 或 50 U），观察 20 分钟后，判断并记录试验结果。

（2）青霉素过敏快速皮试仪试验法

3. 试验结果判断（见表 10-6）

表 10-6　青霉素皮肤试验结果

结果	局部皮丘反应	全身情况
阴性	大小无改变，周围无红肿，无红晕	无自觉症状，无不适表现
阳性	皮丘隆起增大，出现红晕，直径＞1 cm，周围有伪足伴局部痒感	可有头晕、恶心、心慌，甚至发生过敏性休克

【注意事项】

1. 皮肤试验液必须现用现配；浓度与剂量要准确；溶媒、注射器及针头应固定使用。

2. 严密观察患者：首次注射后须观察 30 分钟，注意局部和全身反应，倾听患者主诉，做好急救准备。

3. 试验结果阳性者禁止使用青霉素，在医嘱单、病历、床头卡上醒目注明，告知患者及其家属。

4. 若对皮试结果有怀疑，应在对侧前臂皮内注射 0.1 mL 生理盐水，以做对照，确认结果为阴性方可用药。治疗过程中仍然需要继续密切观察患者反应。

（三）过敏性休克的临床表现

一般在做青霉素皮内试验或注射药物后数秒或数分钟内发生，也有的于 20 分钟后出现，极少数患者发生在连续用药的过程中。

1. 呼吸道阻塞症状：由于喉头水肿、支气管痉挛、肺水肿引起缺氧和窒息的表现，患者主观感觉胸闷、气促、呼吸困难，伴濒死感。

2. 循环衰竭症状：由于周围血管扩张，导致有效循环血容量不足，患者可表现为面色苍白、出冷汗、脉搏细速、血压下降。

3. 中枢神经系统症状：由于脑组织缺氧，患者可表现为烦躁不安、头晕、面部及四肢麻木、意识丧失、抽搐、大小便失禁。

4. 其他过敏反应表现：皮肤瘙痒、荨麻疹、恶心、呕吐、腹痛、腹泻。

（四）过敏性休克的急救措施

1. 立即停药，就地抢救，使患者平卧，注意保暖。

2. 立即皮下注射 0.1% 盐酸肾上腺素 0.5～1 mL，小儿酌减。如果症状不缓解，可每隔半小时皮下或静脉注射 0.5 mL，直至脱离危险期。此药是抢救过敏性休克的首选药物，它具有收缩血管、增加外周阻力、兴奋心肌、增加心输量及松弛支气管平滑肌的作用。

3. 纠正缺氧改善呼吸，给予氧气吸入，当呼吸受抑制时，应立即进行口对口呼吸，并肌肉注射尼可刹米或洛贝林等呼吸兴奋剂。喉头水肿影响呼吸时，应立即准备气管插管或配合施行气管切开术。

4. 根据医嘱立即给予地塞米松5～10 mg静脉注射，或者将氢化可的松琥珀酸钠200～400 mg加入5%或10%葡萄糖液500 mL内静脉滴注。

5. 静脉滴注10%葡萄糖溶液或平衡溶液扩充血容量，如血压仍不回升，给予升压药物，如多巴胺、间羟胺等。同时纠正酸中毒，使用抗组织胺类药物，如肌内注射盐酸异丙嗪20～25 mg或苯海拉明40 mg。

6. 患者心搏骤停，立即进行复苏抢救。

7. 密切观察病情变化，详细记录患者生命体征、尿量、神志及其他临床变化；患者未脱离危险期，不宜搬动。

二、链霉素过敏试验技术

链霉素的不良反应除过敏反应外还有中毒反应（主要损害第Ⅷ对脑神经），也容易引起过敏性休克，其发生率虽较青霉素低，但病死率较高，故使用链霉素时应做皮肤过敏试验。

（一）链霉素过敏试验方法

试验用物准备除链霉素制剂、5%氯化钙或10%葡萄糖酸钙外，其他同青霉素过敏试验方法。

1. 试验液的配制（见表10-7）：皮内试验液的浓度为2500 U/mL。

表10-7 链霉素皮肤试验液的配置

链霉素	加生理盐水（mL）	每mL溶液的链霉素含量（U/mL）	要点与说明
100万U	3.5	25万	• 用5 mL注射器,6～7号针头
0.1 mL上液	0.9	2.5万	• 以下用1 mL注射器,6～7号针头
0.1 mL上液	0.9	2500	• 每次配制时均需将药液摇匀 • 配置完毕换接4.5～5号针头

2. 试验方法：取链霉素试验液0.1 mL（含250 U）做皮内注射，观察20分钟后判断结果。试验结果判断同青霉素过敏试验。

（二）过敏反应的临床表现及处理

链霉素过敏反应的临床表现与青霉素过敏反应大致相同。轻者表现为发热、皮疹、荨麻疹，重者可致过敏性休克。救治措施同青霉素过敏性休克。

链霉素的毒性反应更为常见，表现为全身麻木、肌肉无力、抽搐、眩晕、耳鸣、耳聋等。链霉素可与钙离子结合，使其毒性症状减弱或消失，可给予10%葡萄糖酸钙或5%氯化钙溶液静脉缓慢推注。

三、破伤风抗毒素过敏试验技术

破伤风抗毒素（TAT）是用破伤风类毒素免疫马血浆经物理、化学方法精制而成，是一种特异性抗体，能中和患者体液中的破伤风毒素。常用于救治破伤风患者，以及作为被动免疫的预防接种用于有潜在感染破伤风危险的外伤人员。

TAT对于人体是异种蛋白，具有抗原性，注射后容易出现过敏反应。故首次使用前须做过敏试验。

（一）TAT过敏试验方法

1. TAT试验液的配制：取每支1 mL含1500 U的破伤风抗毒素药液0.1 mL，加生理盐水稀释到1 mL（即150 U/mL）。

2. 皮内试验方法：取破伤风抗毒素试验液0.1 mL（含15U）做皮内注射，观察20分钟后判断试验结果并记录。

3. 试验结果判断（见表10-8）。

表10-8　TAT皮肤试验结果

结果	局部皮丘反应	全身情况
阴性	无红肿	无异常反应
阳性	皮丘红肿、硬结直径>1.5 cm，红晕直径>4 cm，可出现伪足、痒感	过敏反应以血清病型反应多见，与青霉素过敏反应相同

若试验结果不能肯定时，应做对照试验，确定为阴性者，将余液0.9mL做肌内注射；若试验证实为阳性反应，但病情需要，须用脱敏注射法。

（二）脱敏注射方法

1. 机理：小剂量注射时，刺激机体释放的生物活性介质量少；短时间内多次连续注射，在一定时间内可逐渐消耗体内的抗体，从而达到脱敏目的。

2. 原则：少量多次，逐渐增加。施行脱敏注射前，可应用苯海拉明等抗组织胺药物，以减少反应发生。

3. 方法：为过敏者多次小剂量注射药液（见表10-9），每隔20分钟注射一次，每次注射后均需要密切观察。在脱敏注射过程中如果发现患者有全身反应，如气促、发绀、荨麻疹及过敏性休克时，应立即停止注射，并迅速处理。如果反应轻微，待症状消退后，酌情减少每次注入剂量，增加注射次数，使其顺利注入所需的全量。

表10-9　破伤风抗霉素脱敏注射方法

次　数	TAT（mL）	等渗盐水（mL）	注射法
1	0.1	0.9	肌内注射
2	0.2	0.8	肌内注射
3	0.3	0.7	肌内注射
4	余量	稀释至1 mL	肌内注射

四、其他临床常用药物过敏试验技术

（一）头孢菌素类药物过敏试验

头孢菌素类药物是一类高效、低毒、广谱，临床应用广泛的重要抗生素。因其可致过敏反应，故用药前必须做皮肤过敏试验。此外，头孢菌素类和青霉素之间呈现不完全交叉过敏反应，对青霉素过敏者有10%~30%对头孢菌素过敏，而对头孢菌素过敏者绝大多数对青霉素过敏。

1.试验液的配制（见表10-10）：以先锋霉素Ⅵ为例，皮内试验液为含先锋霉素Ⅵ500 μg/mL的生理盐水溶液，皮试注入剂量为0.1 mL。

表10-10　先锋霉素Ⅵ皮肤试验液的配置

先锋霉素Ⅵ	加生理盐水（mL）	每mL溶液的先锋霉素Ⅵ含量	要点与说明
0.5 g	2	250 mg	●用2~5 mL注射器,6~7号针头
0.2 mL上液	0.8	50 mg	●以下用1 mL注射器,6~7号针头
0.1 mL上液	0.9	5 mg	●每次配制时均需将药液摇匀
0.1 mL上液	0.9	500 μg	●配置完毕换接4.5~5号针头

2.试验方法：取先锋霉素Ⅵ试验液0.1 mL（含先锋霉素Ⅵ50 μg）做皮内注射，观察20分钟后判断结果。有关皮试的评估、准备、试验结果判断及过敏反应的处理同青霉素过敏试验。

（二）普鲁卡因过敏试验

普鲁卡因属于局部麻醉药，偶尔引起轻重不一的过敏反应。当首次应用普鲁卡因时须做过敏试验。

1.皮内试验方法：取0.25%普鲁卡因液0.1 mL做皮内注射，观察20分钟后判断试验结果。

2.试验结果判断和过敏反应的处理同青霉素过敏试验。

（三）细胞色素C过敏试验

细胞色素C在生物氧化过程中起着传递电子的作用，改善缺氧时的细胞呼

吸，促进物质代谢，临床多用作能量合剂的配方，应用时要警惕过敏反应。

1. 皮试液的配制：取细胞色素C（每支2 mL含15 mg）0.1 mL加等渗盐水至1 mL，每毫升含0.75 mg。

2. 试验方法

（1）皮内试验：取细胞色素C试验液0.1 mL（含0.075 mg），做皮内注射，观察20分钟后，判断试验结果。局部发红、直径＞1 cm，出现丘疹者为阳性。

（2）划痕试验：前臂下段内侧，75%乙醇常规消毒皮肤。取细胞色素C原液（每毫升含2.5 mg）1滴，滴于皮肤上做划痕法（以无菌针头透过药液，划刺皮肤两道，长约5 mm，其深度以微量渗血为度）。20分钟后判断试验结果。试验结果判断同皮内实验。

（四）碘过敏试验

临床上常用碘化物造影剂做肾脏、胆囊、膀胱、支气管、心血管、脑血管等脏器造影。此类药物可发生过敏反应，凡首次用药者应在造影前1～2天做过敏试验，结果为阴性者方可做碘造影检查。

1. 试验方法

（1）口服法：口服5%～10%碘化钾5 mL，3次/天，共3天，观察结果。

（2）皮内注射法：取碘造影剂0.1 mL做皮内注射，观察20分钟后判断试验结果。

（3）静脉注射法：取碘造影剂1 mL（30%泛影葡胺），于静脉内缓慢注射，观察5～10分钟后判断试验结果。

2. 试验结果判断

（1）口服法：有口麻、头晕、心慌、恶心、呕吐、流泪、流涕、荨麻疹等症状为阳性。

（2）皮内注射：局部有红肿、硬块，直径＞1 cm为阳性。

（3）静脉注射：有血压、脉搏、呼吸和面色等改变为阳性。

需要注意的是，少数患者过敏试验阴性，但在注射碘造影剂时发生过敏反应，故在造影时仍需要备好急救药物，处理方式同青霉素过敏试验。

（史素杰）

第十一章　静脉输液与输血技术

静脉输液和输血是临床常用的抢救和治疗的重要措施之一。通过静脉输液和输血可以快速补充人体丢失的体液和电解质，增加血容量，纠正酸碱平衡，恢复内环境稳定状态，还可以通过静脉输入药物，从而达到治疗疾病的目的。因此，熟练掌握及准确地运用静脉输液与输血的相关知识和技术，对确保患者的生命安全有重要意义。

第一节　静脉输液技术

静脉输液（intravenous infusion）是将一定量无菌溶液或药物直接滴入静脉以达到全身疗效的治疗方法。

一、静脉输液的原理及目的

（一）静脉输液的原理

静脉输液是利用大气压和液体静压形成的输液系统内压高于人体静脉压的原理，将液体直接输入静脉内。应具备的条件是：（1）液体瓶必须具有一定的高度；（2）液面上方必须与大气相通（除液体软包装袋），使液面受大气压的作用，当输液系统内压（大气压和液体静压）＞人体静脉压时，液体向压力低的方向流动；（3）输液管道通畅，不扭曲、不受压，针头不堵塞，并确保在静脉血管内。

（二）静脉输液的目的

1.补充水分及电解质，预防和纠正水、电解质及酸碱平衡紊乱。常用于各种原因引起的脱水、酸碱平衡失调患者，如剧烈呕吐、腹泻等。

2.增加循环血量，改善微循环，维持血压及微循环灌注量。常用于大出血、休克、大面积烧伤等患者。

3.供给营养物质，促进组织修复，增加体重，维持正氮平衡。常用于慢性消耗性疾病、禁食、意识不清以及无法由胃肠道进食的患者。

4.输入药物，治疗疾病。常用于各种感染、水肿以及需经静脉输入药物的治疗。

二、静脉输液的常用溶液及作用

（一）晶体溶液

晶体分子小，其溶液在血管内存留时间短，对维持细胞内外水分的相对平衡和纠正体内的电解质失衡有显著作用。临床常用的晶体溶液有：

1.葡萄糖溶液

用于补充水分和热量，也可以作为静脉给药的载体和稀释剂。常用溶液为5%葡萄糖溶液和10%葡萄糖溶液。

2.等渗电解质溶液

用于补充水分和电解质，维持体液和渗透压平衡。常用溶液为0.9%氯化钠溶液（生理盐水）、复方氯化钠溶液（林格氏等渗溶液）、5%葡萄糖氯化钠溶液等。

3.碱性溶液

用于纠正酸中毒，调节酸碱平衡失调。常用溶液有4%和1.4%碳酸氢钠（$NaHCO_3$）溶液，11.2%和1.84%乳酸钠。碳酸氢钠溶液补碱迅速，不易加重乳酸血症。因碳酸氢钠中和酸后生成的碳酸需以二氧化碳形式经肺呼出，所以应用于呼吸功能不全的患者时其疗效受限。乳酸钠溶液中的乳酸根离子可与氢离子生成乳酸，对于休克、肝功能不全、缺氧、右心衰竭患者或新生儿，对乳酸的利用能力相对较差，易加重乳酸血症，故不宜使用。

4.高渗溶液

有利尿脱水的作用，可迅速提高血浆渗透压，回收组织水分进入血管内，消除水肿。同时可降低颅内压，改善中枢神经系统的功能。常用溶液为20%甘露醇、25%山梨醇、25%～50%葡萄糖溶液等。

（二）胶体溶液

胶体分子大，其溶液在血管内存留时间长，对维持血浆胶体渗透压、增加血容量、改善微循环、提高血压有显著作用。临床常用的胶体溶液有：

1.右旋糖酐溶液

为水溶性多糖类高分子聚合物。常用溶液分为：

（1）中分子右旋糖酐（平均分子量为7.5万左右），能提高血浆胶体渗透压和扩充血容量。

（2）低分子右旋糖酐（平均分子量约为4万左右），能降低血液黏稠度，减少红细胞聚集，改善血液循环和组织灌注量，防止血栓形成。

2.羧甲淀粉（代血浆）

作用与低分子右旋糖酐相似，扩容效果良好，体内停留时间较右旋糖酐长，过敏反应少，急性大出血时可与全血共用。常用溶液有羟乙基淀粉（706代血浆）、氧化聚明胶、聚维酮等。

3.浓缩白蛋白注射液

维持胶体渗透压，补充蛋白质，减轻组织水肿。

4.水解蛋白注射液

补充蛋白质，纠正低蛋白血症，促进组织修复。

（三）静脉高营养液

可提供热量，补充蛋白质，维持正氮平衡，并补充各种维生素和矿物质。其主要成分包括氨基酸、脂肪酸、维生素、矿物质、高浓度葡萄糖及水分。常用于营养摄入不足或不能经由消化道供给营养的患者。常用溶液有复方氨基酸、脂肪乳等。

三、补液原则

先晶后胶、先盐后糖、先快后慢、宁少勿多（尿量30～40 mL/h，比重在1.018，一般表示补液量恰当）、补钾四不宜（不宜过早，见尿补钾；不宜过浓，不超过0.3%；不宜过快，成人30～40滴/分钟；不宜过多，成人不宜超过5 g/d，小儿0.1～0.3 g/kg·d，应稀释为0.1%～0.3%浓度）。

四、常用静脉输液技术

（一）常用输液部位

周围静脉、小儿头皮静脉、锁骨下静脉和颈外静脉等。

（二）密闭式周围静脉输液

【目的】

同静脉输液的目的。

【操作前准备】

1.评估并解释：评估患者的年龄、病情、意识状态、心肺功能、肾功能、穿刺部位皮肤和血管情况、用药史和目前用药情况、心理状况及合作程度等；解释操作的目的、方法、注意事项及配合要点。

2.患者准备：了解输液的目的，能积极配合输液，排空大小便，取舒适卧位。

3.操作者准备：着装整洁，洗手，戴口罩。

4.用物准备：密闭式输液：注射盘、止血带、输液贴、输液器、输液卡、药液（按医嘱准备）、小棉垫、治疗巾、速干手消毒剂、笔、锐器盒、污物桶；必要时备小夹板及绷带、无菌手套、输液泵。静脉留置针输液法需另备静脉留置针及透明贴膜、封管液（无菌生理盐水或稀释肝素溶液）。

5.环境准备：清洁、安静、光线充足。

【操作步骤】

步　　骤	要点与说明
1.**检查、核对** 核对医嘱,检查药液(药名、浓度、剂量、质量)及给药时间和给药方法	● 严格执行查对制度,防止差错事故
2.**备药** 将输液贴倒贴于输液瓶上	● 检查药液是否过期,瓶盖有无松动,瓶身有无裂缝或挤压瓶体有无漏气,对光检查药液有无浑浊、沉淀和絮状物等
3.**加药** 消毒瓶塞,根据医嘱加药	● 消毒瓶塞至瓶颈部 ● 合理安排输液顺序,注意药物间的配伍禁忌
4.**插输液器** 将输液器插入瓶塞至针头根部,关闭调节器	● 检查输液器外包装、型号、有效日期与质量
5.**操作前核对、解释** 嘱患者排尿,调节输液架,消毒双手,备输液贴	● 查对患者的床号和姓名,所用药物的名称、浓度、剂量、给药时间、方法和有效期
6.**初步排气** 挂输液瓶,倒置并挤压茂菲氏滴管,溶液流至滴管1/2～2/3满时,迅速转正茂菲氏滴管,打开调节器开关,使液体缓缓下降,液体流入头皮针管内即可关闭调节器,将输液管放置妥当(见图11-1)	● 排尽空气,防止发生空气栓塞
7.**输液** ▲**密闭式静脉输液法** (1)选择静脉:垫小棉垫,铺治疗巾,在穿刺点上方6～8 cm扎止血带,选好静脉后松止血带	● 止血带的松紧适宜
(2)消毒皮肤:嘱患者握拳,消毒皮肤,扎止血带	
(3)操作中核对	● 避免差错事故发生
(4)取针帽再次排气	● 确认滴管下端无气泡
(5)静脉穿刺:穿刺成功,见回血后,将针头与皮肤平行送入少许,松止血带、松拳、松调节器	● 确保针尖斜面全部进入血管内
(6)固定:输液贴固定针柄、针眼、头皮针管	● 不合作患者用夹板固定穿刺部位
▲**静脉留置针输液法**	● 减轻患者的穿刺痛苦,减少血管损伤,保持静脉管道通畅,便于抢救。适用于需长期输液,静脉穿刺困难者。
(1)连接留置针:将输液器上的针头插入肝素帽内	● 检查留置针和敷贴的型号、有效期及包装,针尖斜面无倒钩

续表

步　骤	要点与说明
(2)排气:排尽留置针内气体,关闭调节器,将留置针放回留置针盒内	
(3)选择静脉:取舒适卧位,选择合适的静脉,垫小棉垫,铺治疗巾,在穿刺点上方8～10 cm扎止血带	
(4)消毒皮肤:嘱握拳,消毒皮肤,范围为8 cm×10 cm	• 消毒范围大于留置针贴膜的范围
(5)操作中核对	
(6)静脉穿刺	
1)取下针套,旋转松动外套管(见图11-2)	
2)再次排气	
3)进针:嘱患者握拳,绷紧皮肤,持留置针针尖斜面向上,与皮肤呈15°～30°进针,见回血后,降低穿刺的角度,顺静脉走向将穿刺针推进0.2 cm,以确保外套管已进入静脉内	
4)送外套管:一手固定留置针后撤针芯0.5 cm,持针座将针芯与外套管一起送入静脉内	• 确保外套管在静脉内 • 避免针芯刺破血管
5)撤针芯:一手固定针翼,一手迅速将针芯抽出,放入锐器盒中	
(7)固定:松止血带,松拳,打开调节器;透明敷贴固定留置针,胶布固定肝素帽内输液器针头及输液管(见图11-3)	• 避免穿刺点及周围污染,便于观察穿刺点的情况 • 注意穿刺部位保持干燥,敷料不粘或污染应及时更换
8.**调节滴速**　根据患者的年龄、病情、药物性质调节滴速	• 一般成人40～60滴/分钟,儿童20～40滴/分钟
9.**操作后核对**	
10.**操作后处理**　取舒适卧位,处理用物	• 交代输液过程中的注意事项及呼叫器的使用
11.**洗手,记录**　输液时间、滴速、签名后挂于输液架上	
12.**加强巡视**　观察患者输液情况,及时处理输液故障	
13.**更换液体**　需连续输液时,在第一瓶液体输尽前,开始准备第二瓶液体	
(1)核对第二瓶液体	
(2)拔出第一瓶内的输液插头,插入第二瓶内	
(3)检查并调整滴管内液面高度,确认输液管内无气泡,调节滴数后离开	• 防止空气进入

续表

步　骤	要点与说明
14.输液完毕	
▲**密闭式静脉输液法**	
关闭调节器,揭开输液贴,轻压穿刺点,迅速拔针,按压至无出血(1～2分钟)	● 拔针时按压不可用力过大,以免损伤血管内膜引起疼痛
▲**静脉留置针输液法**	
(1)封管:拔出头皮针,消毒肝素帽,向静脉内推注封管液	● 封管液:生理盐水5～10毫升/次,每隔6～8小时重复冲管一次;稀释肝素溶液(含肝素10～100 U/mL),2～5毫升/次
	● 以脉冲方式冲管,正压封管可以保持静脉通道的通畅,减少残留药液对静脉的刺激
(2)再次输液:消毒肝素帽,用生理盐水5～10mL冲管,将输液器头皮针插入肝素帽,调节速度	
15.输液完毕后处理 取舒适的卧位,处理用物	
16.洗手,记录,观察	● 输液前后观察局部静脉情况

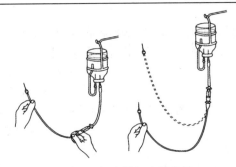

图 11-1　初步排气法示意图

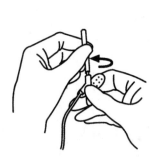

图 11-2　旋转松动外套管

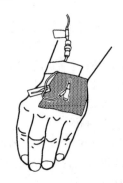

图 11-3　静脉留置针固定法

【注意事项】

1.输液中防止液体流空，及时更换输液瓶及添加药液，输液完毕应及时拔针，以预防空气栓塞。

2.输入对血管刺激性大的药物，应充分稀释，以保护静脉。

3.年老体弱者、婴幼儿以及心、肺、肾疾病患者，输入高渗液、含钾或升压药液的患者，输液速度宜慢；严重脱水、休克等患者，输液速度宜快。

4.连续输液超过24小时应每日更换输液器。

5.留置针一般可保留3～5天，最多不超过7天（严格按照产品说明书执行）。

6.冲、封管遵循SAS或SASH原则（S——生理盐水，A——药物注射，H——肝素盐水）。

（三）颈外静脉穿刺置管输液技术

颈外静脉是颈部最大的浅静脉，主要收集耳郭、枕部及颈前区浅层的静脉血（见图11-4）。颈外静脉沿胸锁乳突肌浅面斜向下后行，在锁骨上方穿深筋膜注入锁骨下静脉或静脉角，行径表浅，易于穿刺与固定。

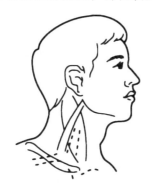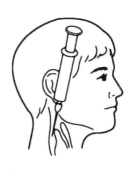

图11-4　颈外静脉穿刺示意图

【目的】

1.需长期输液，周围静脉不宜穿刺者。

2.周围循环衰竭，需测中心静脉压者。

3.长期静脉内滴注高浓度、刺激性强的药物。

4.对急重症，需补充血容量者。

【操作前准备】

1.评估并解释：评估患者的年龄、病情、意识状态、心肺功能、肾功能、穿刺部位皮肤和血管情况、心理状况及合作程度，询问有无麻药过敏史，解释操作的目的、方法、注意事项及配合要点。

2.患者准备：了解操作的目的、方法、注意事项及配合要点。

3.操作者准备：洗手，戴口罩。

4.用物准备：（1）无菌穿刺包内含：穿刺针2只（长约6.5 cm，内径2 mm，外径2.6 mm）、硅胶管2根（长25～30 mm，内径1.2 mm，外径1.6 mm）、注射器5 mL和10 mL各1只、6号针头、无菌手套2双、尖刀片、棉球、纱布、洞巾、弯盘。（2）治疗盘内另加2%利多卡因1支，2%碘附、输液贴、无菌持物钳、生理盐水、肝素稀释液。（3）其他用物：同密闭式静脉输液法。

5.环境准备：清洁、安静、光线充足。

【操作步骤】

步　骤	要点与说明
1.同密闭式静脉输液法步骤1～6	● 严格执行查对制度和无菌操作原则
2.体位　患者去枕仰卧位，头低15°～30°，头部转向对侧，肩下垫一薄枕。术者站于穿刺部位同侧或头顶部	● 患者头低肩高，颈部平直，充分暴露穿刺部位
3.确定穿刺点	● 穿刺点为近锁骨中点上缘与下颌角连线的上1/3处，颈外静脉外侧缘，避免损伤锁骨下胸膜及肺尖
4.消毒皮肤　直径为10～15 cm	
5.打开无菌穿刺包、局部麻醉　戴无菌手套，铺洞巾，抽取2%利多卡因5 mL在穿刺点做浸润麻醉。用10 mL注射器吸少量生理盐水，以平针头连接硅胶管，排尽空气备用	● 必要时术者穿无菌手术衣，铺无菌大单 ● 推药前注意回吸，无血后再推注麻药
6.穿刺　助手用手指按压颈静脉三角处，使颈外静脉充盈。操作者右手持穿刺针，左手绷紧皮肤，右手持穿刺针与皮肤呈45°进针，入皮后改为25°，沿颈外静脉向心方向刺入	● 注意观察患者反应 ● 必要时，穿刺前可用手术刀片尖端刺破穿刺部位的皮肤，减少进针时皮肤的阻力
7.插管　见到回血后，立即抽出穿刺针内芯，一手拇指用纱布按住针栓孔，另一手持备好的硅胶管快速由针孔送入10 cm左右。插管时，助手一边抽回血一边缓慢注入生理盐水	● 动作轻柔，防止硅胶管在血管内打折或刺破血管
8.退针输液　确定硅胶管在血管内后，退出穿刺针，再次抽回血，注入生理盐水，检查是否在血管内，确定无误后移去洞巾，连接输液器输入液体	● 退出穿刺针时压住颈外静脉近端 ● 如液体滴入不畅，应检查硅胶管有无弯曲，是否滑出血管外
9.固定、调节滴速　用敷贴覆盖穿刺点固定硅胶管，硅胶管与输液管接头处用无菌纱布包扎并固定在颌下	● 记录留置时间、操作者 ● 固定牢固，防止导管脱出

步　骤	要点与说明
10.**操作后处理**　洗手,记录输液时间、滴速、签名后挂于输液架上,取舒适卧位	
11.**加强巡视**　观察患者输液情况,及时处理输液故障	
12.**封管并固定**　输液完毕或暂停输液时,用0.4%的枸橼酸钠生理盐水1～2 mL或稀释肝素溶液2mL封管并固定	
13.**再次输液**　取下静脉帽消毒针栓孔,接上输液器,调节滴速	
14.**拔管**　留置软管末端接注射器,边吸引,边拔管,拔管后按压穿刺点数分钟至无出血,消毒穿刺点,覆盖无菌纱布	● 拔管时动作宜轻,避免折断硅胶管 ● 边抽边拔管,防止残留小血块和空气进入血管,造成血栓
15.**处理用物**	
16.**洗手,记录**	

【注意事项】

1.输液过程中加强巡视,留置管内如有回血,应立即使用稀释肝素溶液冲注,以免血块堵塞。

2.保护穿刺部位,观察局部有无红肿,每天更换敷料,用0.9%过氧乙酸溶液擦拭硅胶管,常规消毒皮肤。切忌使用乙醇,因乙醇可使硅胶管老化。一般导管保留4～7天（具体阅读说明书）。

3.颈外静脉插管过深,较难通过锁骨下静脉与颈外静脉汇合角处,可改变插管方向,再试通过,若仍不能通过则应停止送入导管,并轻轻退出少许,在此固定输液。防止盲目插入,致导管在血管内打折或刺破血管发生意外。

4.局部出现肿胀或漏液,可能硅胶管已脱出静脉,应立即拔管。如果出现不明原因发热,应考虑拔管,并剪下一段硅管送培养并做药敏试验。

5.气管切开处严重感染者,不应做此插管。

（四）经外周静脉置入中心静脉导管（PICC）输液

PICC是指通过外周静脉（贵要静脉、肘正中静脉、头静脉）穿刺插管,其尖端位于上腔静脉或锁骨下静脉的导管,为患者提供中、长期静脉输液治疗。

1.适应证

（1）需要长期静脉输液的患者。

（2）外周静脉条件差、缺乏静脉通路的患者。

（3）有锁骨下或颈内静脉插管禁忌证的患者。

（4）输注刺激性药物，如化疗药物等的患者。

（5）输注高渗性或黏稠性液体，如胃肠外营养液、脂肪乳等的患者。

（6）需反复输血或血制品，或反复采血的患者。

2.禁忌证

（1）已知或怀疑有与插管有关的感染，菌血症或败血症的迹象。

（2）预插管部位有放射治疗史、静脉血栓形成史、外伤史或血管外科手术史。

（3）已知或怀疑患者为对导管所含成分过敏者。

（4）乳腺癌根治术后患侧和上腔静脉压迫综合征患者。

（5）严重出血性疾病患者。

【目的】

同静脉输液的目的。

【操作前准备】

1.评估并解释：评估患者的年龄、病情、血管条件、意识状态、治疗需要、心理反应及合作程度，过敏史、用药史、凝血功能及是否安装起搏器、既往静脉穿刺史、有无静脉损伤及穿刺肢体功能状况等；解释操作的目的、方法、注意事项和配合要点。

2.患者准备：嘱患者排尿排便，并了解操作的目的、方法、注意事项和配合要点，签署知情同意书。

3.操作者准备：洗手，戴口罩。

4.用物准备：PICC插管包，PICC穿刺包（治疗巾、洞巾、弯盘、治疗碗、手术剪、止血钳等），无菌手套2副，透明敷料，胶带，生理盐水，20 mL注射器3个，5mL注射器1个；其他物品：除了密闭式静脉输液常用物外，有皮尺、75%酒精、碘附、弹力绷带；锐器盒、速干手消毒剂、污物桶。

5.环境准备：清洁、安静、光线充足。

【操作步骤】

步　骤	要点与说明
1.核对医嘱、知情同意书、解释	●必要时,患者戴帽子、口罩
2.体位　去枕仰卧位,手臂外展与躯干呈90°	
3.选择静脉和穿刺点　穿刺部位上10 cm处扎止血带,穿刺点在肘窝下二横指处或前臂肘上,松开止血带	●首选贵要静脉,其次肘正中静脉,第三头静脉

续表

步　骤	要点与说明
4.测量长度　在穿刺肢体下方垫防水垫巾或一次性垫巾。测量导管置入长度及上臂围	● 自穿刺点至右胸锁关节,再向下至第三肋间的长度,即为预置达上腔静脉的长度,将此长度减去 2 cm 即为达锁骨下静脉的长度 ● 在肘正中上方 10 cm(小儿 5 cm)处测量上臂围
5.建立最大无菌区　(治疗车上的无菌区)消毒双手,打开 PICC 穿刺包外包布,戴无菌手套后再打开内包布,合理摆放用物,在患者手臂下铺无菌巾	● 先检查穿刺包,再打开 ● 助手打开 PICC 插管包、20 mL 注射器、输液贴、输液接头,放入无菌区 ● 预冲 PICC 导管,检查导管完整性,再预冲连接器、输液接头等,用生理盐水湿润并浸泡导管,用 10 mL 注射器抽取肝素盐水备用
6.消毒皮肤　取弯盘及止血钳,75%乙醇和碘附分别消毒三遍	● 消毒范围直径为 20 cm,两侧至臂缘;助手抬高消毒肢体 ● 助手取生理盐水 250 mL,2/3 倒于治疗碗内,1/3 给术者冲洗无菌手套并擦干
7.更换手套	
8.扎止血带、铺洞巾　穿刺部位铺双层无菌巾,扎止血带、铺洞巾,暴露穿刺部位(洞巾必须遮盖止血带)	● 助手位于对侧,在预穿刺部位上方扎止血带,嘱患者握拳
9.穿刺、固定　在穿刺点下方垫无菌纱布,左手绷紧皮肤,右手持针呈 15～30°穿刺,见回血后,降低角度进 1～2 mm,保持针芯位置,再送插管鞘	● 左手食指按压插管鞘前端止血,拇指固定穿刺鞘,在插管鞘下方垫无菌纱布
10.松拳松带　嘱患者松拳,助手协助松止血带,右手撤出穿刺针	
11.送管撤鞘　将 PICC 导管自插管鞘内缓慢、匀速送入至预定长度(15 cm)后,从血管内撤出插管鞘,远离穿刺点	● 导管送入至预定长度后,嘱患者向穿刺侧转头并将下颌贴肩,以防止导管误入颈静脉
12.撤支撑导丝　分离导管与支撑导丝的金属柄,轻压穿刺点以保持导管的位置,缓慢平直撤出导管支撑导丝	

续表

步　骤	要点与说明
13.**修正导管长度、安装连接器**　清洁导管上的血渍，修剪导管长度。安装连接器时，先将减压套筒套在导管上，再将导管连接在连接器金属柄上，一定要推进到底，将连接器上的倒钩与减压套筒上的沟槽对齐锁定，并验证连接是否牢固	• 导管不能起折，否则导管与连接器固定不牢
14.**抽回血、冲管**　用盛有生理盐水的20 mL注射器抽回血，然后再用20 mL生理盐水脉冲式冲管，正压封管后连接肝素帽	• 抽回血时，不要将血抽到注射器内
15.**固定体外导管**　撤洞巾，用无菌纱布消毒穿刺处以及周围皮肤的血迹，待干，用思乐扣固定，再用胶带及透明敷料固定，在透明膜上记录导管类型、规格、置管深度	• 接头(肝素帽)可用无菌纱布包裹，也可用无菌自粘敷料覆盖 • 将体外导管盘旋成流畅的"S"形、"U"形、"L"形、"P"形固定，可有效防止导管移动
16.**整理记录**　整理用物，脱手套，在胶布上注明穿刺者姓名、日期和时间，处理用物，洗手。向患者或其家属解释日常护理要点并确认	• 向患者交代注意事项，安置体位 • 勿在导管上贴胶布，防止损伤导管 • X线拍片确定导管尖端位置，开始输液并记录
17.**填写PICC长期维护记录**	• 注意导管维护
18.**拔管**　沿静脉走向轻轻拔除，压迫止血，无菌纱布覆盖伤口，再用透明敷贴粘贴24小时	• 有出血倾向的患者，压迫>20分钟

【注意事项】

1.记录导管刻度、贴膜更换时间、置换时间，测量双侧上臂臂围，并与置管前对照。

2.输液接头更换1次/周，如输注血液或胃肠外营养液，需更换1次/天。无菌透明敷料更换1～2次/周。出现渗血、出汗等导致的敷料潮湿、卷曲、松脱或破损时应立即更换。

3.更换敷料时，由导管远心端向近心端除去无菌透明敷料，戴无菌手套，以穿刺点为中心常规消毒，消毒面积大于敷料面积。

4.记录穿刺部位情况及更换敷料的日期、时间。

5.中心静脉导管的维护应由经过培训的医护人员进行。

6.出现液体流速不畅时，使用10 mL注射器抽吸回血，不应正压推注液体。

7.输入化疗药物、氨基酸、脂肪乳等高渗、强刺激性药物或输血前后，应及时冲管。

8.注意观察中心静脉导管体外长度的变化，防止导管脱出。

五、输液速度及时间的计算

在输液过程中，每毫升溶液的滴数称之为点滴系数。目前常用静脉输液器的点滴系数有10、15、20三种型号。

1.已知每分钟滴数与输液总量，计算输液所需用的时间：

$$输液时间（小时）=\frac{液体总量（mL）\times 点滴系数}{每分钟滴数\times 60（分钟）}$$

2.已知输入液体总量与计划所用的输液时间，计算每分钟滴数：

$$每分钟滴数=\frac{液体总量（mL）\times 点滴系数}{输液时间（分钟）}$$

六、常见输液故障及排除方法

（一）溶液不滴

1.针头滑出血管外：局部肿胀，有疼痛感。排除方法为另选血管重新穿刺。

2.针头斜面紧贴血管壁：液体滴入缓慢或不滴。排除方法为调整针头位置或适当变换肢体位置，直到点滴通畅为止。

3.针头阻塞：液体不滴，挤压输液管有阻力，无回血。排除方法为更换针头，另选静脉穿刺。

4.压力过低：液体滴入缓慢。排除方法为适当抬高输液瓶或放低肢体的位置。

5.静脉痉挛：液体滴入缓慢。排除方法为局部进行热敷以缓解痉挛。

（二）茂菲滴管液面过高

可将输液瓶取下，倾斜瓶身，使插入瓶内的针头露出液面，待滴管内液体缓缓下降至露出液面，再将输液瓶挂于输液架上继续点滴。

（三）茂菲滴管内液面过低

可夹闭滴管下端的输液管，用手挤压滴管，待滴管内液面升至1/2～2/3滴管高度时，停止挤压，松开滴管下端的输液管即可。

（四）茂菲滴管内液面自行下降

输液过程中，茂菲滴管内液面自行下降，检查滴管上端输液管与滴管的衔接是否松动，检查滴管有无漏气或裂隙，必要时更换输液器。

七、常见输液反应

（一）发热反应

1.原因

发热反应是输液过程中最常见的一种反应。因输入致热物质引起，多由于输液器和药品质量不合格、环境不洁、无菌操作不严格等。

2.临床表现

多发生在输液后数分钟至1小时。轻者体温在38℃左右，停止输液后数小时内可自行恢复；重者初起寒战，继之高热，体温可达40℃以上，并伴有头痛、恶心、呕吐、脉速等全身症状。

3.处理

（1）轻者：减慢或停止输液，观察体温变化。

（2）重者：停止输液，物理降温，严密观察生命体征，必要时给予抗过敏药物或激素治疗。

（3）保留剩余药液和输液器进行检测，必要时做细菌培养，查找发热反应的原因。

4.预防

输液前认真检查药液、输液器具，严格执行无菌操作技术。

（二）循环负荷过重反应

循环负荷过重反应又称急性肺水肿。

1.原因

患者原有心肺功能不良，或者输液速度过快，短时间内输入液体过多。

2.临床表现

患者突然出现呼吸困难、胸闷、咳嗽、咳粉红色泡沫样痰，严重时痰液可从口、鼻腔涌出，两肺听诊布满湿性啰音。

3.处理

（1）应立即停止输液，若病情允许，安置患者取端坐位，双腿下垂。

（2）给予高流量吸氧，湿化瓶内置20%～30%乙醇，以减低肺泡内泡沫表面张力，使泡沫破裂消散，改善气体交换，减轻缺氧症状。

（3）给予镇静剂、平喘、强心、利尿和扩血管药物。

（4）必要时进行四肢轮扎，阻断静脉血流，但动脉血仍可通过，以减少回心血量。每隔5～10分钟轮流放松一侧肢体的止血带。

（5）静脉放血200～300 mL，贫血、循环衰竭患者禁用。

4.预防

输液过程中，密切观察患者情况，注意控制输液的速度和输液量，心肺功能不良患者、老年人、儿童输液时更要慎重对待。

（三）静脉炎

1.原因

（1）长期输注高浓度、刺激性较强的药液或静脉内放置刺激性较强的导管时间过长，引起局部静脉壁发生化学炎性反应。

（2）输液过程中未能严格执行无菌操作原则，导致局部静脉感染。

2.临床表现

静脉走向出现条索状红线，局部组织发红、肿胀、灼热、疼痛，有时伴有畏寒、发热等全身症状。

3.处理

（1）停止在此部位静脉输液，并将患肢抬高、制动，局部用95%乙醇或50%硫酸镁溶液湿热敷，2次/天，20分钟/次。

（2）超短波理疗，1次/天，15～20分钟/次。

（3）中药外敷，可起到收敛、消炎、止痛的作用。

（4）如果合并感染，给予抗生素治疗。

4.预防

（1）严格执行无菌操作技术原则。

（2）有计划地更换输液部位。

（3）刺激性的药物充分稀释后再应用，减慢点滴速度，并防止药液漏出血管外。

（四）空气栓塞

1.原因

（1）输液导管内空气未排尽；导管连接不紧，有漏气。

（2）拔出较粗的、近胸腔的深静脉导管后，穿刺点封闭不严密。

（3）加压输液、输血时无人守护；液体输完未及时更换药液或拔针。

2.临床表现

胸部异常不适或有胸骨后疼痛；随即发生呼吸困难和严重的发绀，患者有濒死感。听诊心前区可闻及响亮的、持续的"水泡声"。心电图呈现心肌缺血和急性肺心病的改变。

3.处理

（1）立即停止输液，并将患者置于左侧卧位和头低足高位，此体位有助于气泡向上飘浮至右心室尖部，避开肺动脉入口。随着心脏搏动将空气混成泡沫，分次小量进入肺动脉内，弥散至肺泡逐渐被吸收（见图11-5）。

（2）高流量吸氧。

（3）有条件时可使用中心静脉导管抽出空气。

（4）严密观察患者生命体征，直至病情平稳。

4.预防

（1）去除原因。

（2）输液前认真检查输液器的质量，排尽输液导管内的空气。

（3）输液过程中加强巡视，及时更换输液瓶。

（4）拔出较粗的、近胸腔的深静脉导管后，必须立即严密封闭穿刺点。

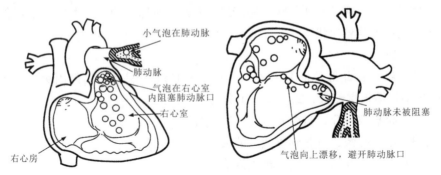

图11-5　空气栓塞示意图

八、输液微粒污染

（一）概念

输液微粒（infusion of particles）是指输入液体中的非代谢性颗粒杂质，肉眼不易观察到，直径一般为1～15 μg，少数直径可达50～300 μg。输入溶液中微粒的多少会影响液体的透明度。

输液微粒污染是指在输液过程中，将输液微粒带入人体，对人体造成严重危害的过程。

（二）输液微粒的来源

1.制剂生产制作工艺不完善。

2.溶液瓶、橡胶塞不洁净，液体存放时间过长。

3.输液器及加药用的注射器不洁净。

4.输液环境不洁净，切割安瓿，开瓶塞、加药时反复穿刺橡胶塞，导致橡胶塞撕裂等。

（三）输液微粒污染的危害

1.取决因素：（1）微粒的大小、形状、化学性质；（2）微粒堵塞血管的部位、血流阻断的程度及人体对微粒的反应等。最容易被微粒损害的部位有肺、脑、肝及肾脏等。

2.输液微粒污染的危害：（1）阻塞血管，形成血栓，导致静脉栓塞和静脉炎；（2）形成肺内肉芽肿，影响肺功能；（3）引起血小板减少症和过敏反应；（4）刺激组织而产生炎症或形成肿块。

（四）防止和消除微粒污染的措施

1.制剂生产方面：改善生产药厂的环境卫生条件，加强工作人员的无菌观念，提高制作工艺。

2.输液操作方面：（1）采用密闭式一次性医用输液器；（2）输液前认真检查液体的质量；（3）净化治疗室空气；（4）在通气针头或通气管内放置空气滤器；（5）严格执行无菌技术操作，药液应现用现配；（6）净化病室内空气。

第二节　静脉输血技术

静脉输血（blood transfusion）是指将全血或成分血，如血浆、红细胞、白细胞或血小板等，通过静脉输入体内的方法。

一、静脉输血的目的及原则

（一）静脉输血的目的

1.补充血容量：常用于失血、失液所致的血容量减少或休克患者，可以增加循环血量，升高血压，促进血液循环。

2.补充血红蛋白：常用于严重贫血的患者，促进血液携氧能力。

3.补充白蛋白：常用于低蛋白血症者，为了维持血浆胶体渗透压，减轻组织水肿。

4.补充各种凝血因子和血小板：常用于凝血功能障碍者，可以改善凝血功能，有助于止血。

5.补充抗体、补体等血液成分：常用于严重感染、免疫力低下者，以增强机体免疫能力。

6.排除有害物质：常用于一氧化碳、苯酚等化学物质中毒。

（二）静脉输血的原则

1.输血前必须做血型鉴定及交叉配血试验。

2.无论是输全血还是输成分血，均应选用同型血液输注。

3.患者如果需要再次输血，则必须重新做交叉配血试验。

二、血液制品的种类

（一）全血

全血是将采集的血液不经任何加工而存入保养液血袋中，全部保存备用的血液，分为新鲜血和库存血两种。

1.新鲜血：指在4℃常用抗凝保养液中保存1周内的血液。它基本保留了血液的所有成分。适用于血液病患者。

2.库存血：指在4℃冰箱内保存2～3周内的血。它含有血液的各种成分，但白细胞、血小板、凝血酶原等成分，随着保存时间的延长逐渐被破坏，血液中钾离子含量增多，酸性增高。大量输注时可引起高钾血症、酸中毒、低血钙。常用于各种原因引起的大出血。

（二）成分血

成分血是将全血进行分离，加工成各种高浓度、高纯度的血液制品，根据病情需要输入相关的成分。

1.血浆：全血分离后的液体部分。主要成分为血浆蛋白，不含血细胞，无凝集原，分为：

（1）新鲜血浆：含有正常的全部凝血因子，适用于凝血因子缺乏者。

（2）保存血浆：用于低血容量及血浆蛋白较低的患者。

（3）冰冻血浆：在−30 ℃低温下保存，有效期为1年，使用时放在37 ℃的温水中融化，并在6小时内输入。

（4）干燥血浆：将冰冻血浆放在真空装置下加以干燥而成，保存期限为5年，使用时加适量的等渗盐水溶解或0.1%枸橼酸钠溶液。

2.红细胞：经沉淀、离心洗涤等方法分离血浆后提取。

（1）浓缩红细胞：新鲜全血经离心沉淀分离血浆后的余下部分。适用于携氧能力缺陷和血容量正常的贫血患者。

（2）洗涤红细胞：经0.9%氯化钠溶液离心洗涤数次后，再加入适量的等渗盐水，含抗体成分少。适用于对血浆蛋白有过敏反应的贫血患者、免疫性溶血性贫血患者、脏器或组织移植、反复输血者。应在6小时内输入，因故未能及时输用者只能在4 ℃条件下保存12小时。

（3）红细胞悬液：全血经离心去除血浆后的红细胞加入保养液制成。适用于战地急救及中小手术患者。

3.白细胞浓缩悬液：由新鲜全血经离心后而成的白细胞，在4 ℃的温度下保存，有效期为48小时。适用于粒细胞缺乏伴严重感染者。

4.各种凝血制剂：如凝血酶原复合物等，适用于各种原因所致的凝血因子缺乏的出血性疾病。

5.血小板浓缩悬液：全血离心后所得，在22 ℃环境下，保存有效期为24小时。适用于血小板减少或血小板功能障碍所致的出血患者。

（三）其他血液制品

1.白蛋白制剂：从血浆中提纯，能提高机体血浆蛋白和胶体渗透压。适用于低蛋白血症的患者。

2.纤维蛋白原：适用于纤维蛋白缺乏症，弥漫性血管内凝血的患者。

3.抗血友病球蛋白浓缩剂　适用于血友病患者。

三、血型及交叉配血试验

（一）血型

血型是指红细胞膜上特异性抗原的类型。根据红细胞所含的凝集原，把人类的血液区分为若干类型。临床上主要应用的是ABO血型系统和Rh血型系统。

1.ABO血型系统

ABO血型是指根据红细胞膜上是否存在凝集原A与凝集原B，而将血液分为A、B、AB、O四种血型（见表11-1）。

表11-1　ABO血型系统的抗原和抗体

血型	红细胞膜上的凝集原	血清中的凝集素	凝集试验	
			A型血清（含抗B）	B型血清（含抗A）
A型	A	抗B	−	+
B型	B	抗A	+	−
AB型	A和B	无	+	+
O型	无	抗A及抗B	−	+

2.Rh血型系统

人类红细胞除含AB抗原外，还有C、c、D、d、E、e六种抗原。Rh血型是以D抗原存在与否来表示Rh阳性或阴性。汉族中99%的人为阳性，Rh阴性者不足1%。

（二）交叉配血试验

交叉配血试验是将献血人的红细胞和血清分别与受血人的血清和红细胞混合，观察有无凝集反应，这一试验称为交叉配血试验。其中包括直接（主侧）交叉配血试验和间接（次侧）交叉配血试验（见表11-2）。

表11-2　交叉配血试验

	直接（主侧）交叉配血	间接（次侧）交叉配血
供血者	红细胞	血清
受血者	血清	红细胞

四、静脉输血技术

【目的】

同静脉输血的目的。

【操作前准备】

1.评估并解释：评估患者的年龄、病情、意识状态、心肺功能、穿刺部位皮肤和血管情况、血型、输血史及过敏史、心理状况及合作程度等；解释操作的目的，方法、注意事项及配合要点。

2.患者准备：患者理解输血的目的及相关知识，能积极配合，取舒适卧位。

3.操作者准备：着装整洁，洗手，戴口罩。

4.用物准备

（1）间接静脉输血法：同密闭式输液法，另备一次性输血器，血液制品、0.9%氯化钠溶液。

（2）直接静脉输血法：同静脉注射法，另备50 mL注射器数个（根据输血量而定）、3.8%枸橼酸钠溶液。

5.环境准备：按无菌操作要求进行；环境清洁安静，光线充足。

6.血液准备

（1）备血：先抽取患者血标本2 mL，与填写完整的输血申请单和配血单一并送往血库，做血型鉴定和交叉配血试验。采血时，禁忌同时采集两位患者的血标本，以免发生混淆。

（2）取血：凭取血单到血库取血，并与血库工作人员共同做好"三查八对"。三查：查血的有效期、血的质量、输血装置是否完好。八对：姓名、床号、住院号、血袋（瓶）号（储血号）、血型、交叉配血试验的结果、血液的种类、血量。

（3）取血后注意事项：血液取出后勿剧烈震荡，以免红细胞被大量破坏而引起溶血。勿将血液加温，防止血浆蛋白凝固变性而引起输血反应，可在室温下放置15～20分钟后再输入。取出后的血液应在4小时内输完。

（4）核对：输血前应告知患者及家属输血的危害，并签订输血的知情同意书；另外，必须两人再次进行核对，确定无误后方可进行输血。

【操作步骤】

步　骤	要点与说明
1.核对、解释　备齐用物携至床旁;核对患者的床号、姓名,询问患者的血型、输血史;向患者解释输血的目的及注意事项	• 严格执行无菌操作及查对制度 • 两人严格执行"三查八对",准确无误后签字
2.输血 ▲ 间接静脉输血法 (1)输入液体:按照密闭式静脉输液法穿刺,先输入少量的生理盐水	
(2)输入血液:打开贮血袋封口,常规消毒开口处,将输血器针头从生理盐水瓶中拔出快速插入血袋,缓慢将血袋倒挂输液架上,再次核对	• 轻轻旋转血袋,将血液摇匀
(3)调节滴速:开始滴速宜慢,<20滴/分钟,观察10～15分钟无不良反应,按病情和年龄调节滴速	• 成人一般40～60滴/分,儿童酌减

续表

步　骤	要点与说明
(4)记录挂卡:双人再次查对患者信息,按要求填写输血卡并挂在输液架上	●向患者或家属交代输血过程的注意事项
(5)更换血液:血液即将滴尽时,消毒生理盐水瓶口,将针头从储血袋中拔出,插入生理盐水瓶内,打开调节器,冲净输血器管道内血液。按相同方法连接血袋,继续输血	
(6)输血完毕:冲净输血器管道内血液之后拔针,协助患者按压进针点至不出血	●输血针头较粗,拔针之后延长按压时间
▲直接静脉输血法	●将供血者血液抽出后,立即输入受血者体内。常用于婴幼儿少量输血或无血库条件而患者急需输血时
(1)卧位:供血者和受血者分别卧于相邻的两张床上,暴露一侧手臂。	
(2)抽抗凝剂:注射器内加入抗凝剂,放入无菌盘内备用	●50 mL注射器抽取3.8%枸橼酸钠溶液5 mL
(3)抽血液:选择粗大静脉(首选肘正中静脉),将血压计袖带缠与供血者上臂,并充气,消毒皮肤,穿刺抽血	●压力维持在100 mmHg左右,使动脉血通过,但阻断静脉血通过 ●从血管内抽血和推注速度不可过快,随时观察病情
(4)输血:将抽出的血液推注给患者。3位操作者协同完成,即一人抽血、一人传递、一人输血	●连续输血时,不必拔出针头,仅用手指压迫穿刺部位前端静脉,减少出血
(5)输血完毕:输血结束,拔出针头,用无菌纱布或棉签等按压穿刺点止血	

3.处理用物,洗手并记录

【注意事项】

1.输血前后及两袋血之间需要滴注少量生理盐水,血液内不可随意加入其他药品。

2.输血过程中加强巡视,严格掌握输血速度;输完的血袋送回输血科保留24小时。

3.输注库存血,须认真检查库血质量。

4.输入成分血时,如白细胞、血小板等（红细胞除外）,必须在24小时内输入体内（从采血开始计时）;除血浆和白蛋白制剂外,其他各种成分血在输入前均需进行交叉配血试验;应先输成分血,后输全血。

5.静脉输血的禁忌证包括充血性心力衰竭、肺栓塞、恶性高血压、真性红细胞增多症、肾功能极度衰竭、对输血有变态反应者。

五、自体输血

自体输血是指采集患者体内血液或于手术中收集自体失血，当需要输血时，再回输给同一患者的方法。

（一）优点

1.可以避免经血液传播的疾病，如肝炎、艾滋病、梅毒、疟疾等。

2.不需检测血型和交叉配合试验，可避免同种异体输血产生的抗体抗原免疫反应所致的溶血、发热和过敏反应。

3.可避免同种异体输血引起的差错事故。

4.自体输血可以缓解血源紧张的矛盾。

（二）自体输血主要方式

主要方式包括术前预存自体血、术前稀释血液回输和术中失血回输。

1.术前预存自体输血

术前预存自体输血是指择期手术患者估计术中出血量较大，需预输血者，只要患者无感染且红细胞比容≥30%，根据所需的预存血量不同，从择期手术前的3周开始采血，每周或隔周采血一次，每次可采300～400 mL，直到术前3天为止。术前抽取患者的血液，在血库低温保存。术前自体血预存者必须每日补充铁剂和给予营养支持。

2.术前稀释血液回输

于手术前开始采集血并同时自静脉输入晶体或胶体溶液去交换失血量，使患者的血容量保持不变，而血液处于稀释状态。所采取的血液可在手术中或手术后补给。适量的血液稀释不会影响组织供氧和凝血机制，而有利于降低血液黏稠度，改善微循环等作用。

3.术中失血回输

在手术中收集失血回输给患者。在下列情况可采用：（1）腹腔或胸腔内出血，如脾破裂、输卵管破裂，血液流入腹腔6小时内，无污染和凝血时，可将血液收集起来，加入适量抗凝剂，经滤过后输还给患者。（2）估计出血量在1000 mL以上的大手术，如大血管手术、体外循环下心内直视手术、肝叶切除术等。

自体失血回输的总量最好限制在3500 mL内，大量回输时适当补充新鲜血浆或血小板。

六、常见输血反应

（一）发热反应

1.原因

与输入致热原有关。

（1）血液、保养液、贮血袋和输血器等被致热原污染。

（2）输血时违反无菌操作的原则，造成污染。

（3）多次输血后，受血者的血液中产生白细胞和血小板抗体，当再次输血时，受血者体内产生的抗体与供血者的白细胞和血小板发生免疫反应，引起发热。

2.临床表现

（1）发生在输血中或输血后1～2小时内发生。

（2）畏寒、寒战、发热，体温可达40℃。

（3）可伴有皮肤潮红、头痛、恶心、呕吐等，严重者还可以出现呼吸困难、血压下降、抽搐，甚至昏迷。

（4）症状持续1～2小时后缓解。

3.处理

（1）反应轻者：减慢输血速度。

（2）反应重者：立即停止输血，密切观察生命体征，给予对症处理，并及时通知医生。

（3）必要时给予解热镇痛药和抗过敏药。

（4）将输血器、剩余血连同贮血袋一并送检。

4.预防

严格管理血库保养液和输血用具。

（二）过敏反应

1.原因

（1）患者为过敏体质。

（2）输入血液中含有致敏物质。

（3）多次输血的患者，体内可产生过敏性抗体。

（4）供血者血液中的变态反应性抗体随血液传给受血者。

2.临床表现

大多数患者发生在输血后期或将结束时，表现轻重不一。

（1）轻度反应：皮肤瘙痒、荨麻疹、眼睑、口唇水肿等。

（2）重度反应：血管神经性水肿，喉头水肿、呼吸困难、两肺闻及哮鸣音，甚至发生过敏性休克。

3.处理

（1）过敏反应时，轻者减慢输液速度，继续观察，重者立即停止输血。

（2）呼吸困难者给予吸氧，严重喉头水肿者行气管切开，循环衰竭者应给予抗休克治疗。

（3）根据医嘱给予0.1%肾上腺素0.5～1mL皮下注射，或使用抗过敏药物和激素，如异丙嗪、氢化可的松等。

4.预防

正确管理血液和血制品，选用无过敏史的供血者，供血者在采血前4小时内不宜吃高蛋白和高脂肪的食物，对有过敏史的患者，输血前根据医嘱给予抗过敏药物。

（三）溶血反应

溶血反应是指输入血中的红细胞或受血者的红细胞发生异常破坏，而引起一系列临床症状的发生，是最严重的输血反应。溶血反应可分为血管内溶血和血管外溶血。

1.血管内溶血反应

（1）原因

①输入异型血液，即供血者和受血者血型不符，一般输入10～15mL即可出现症状，后果严重。

②输入变质血液，如血液贮存过久、保存温度不妥、血液污染、输血前血液加温或受剧烈震荡、血液内加入高渗或低渗溶液、加入影响血液pH的药物等，致使红细胞被破坏所致。

（2）临床表现

第一阶段：受血者的血液会发生凝集反应，红细胞凝集成团，阻塞部分小血管。患者表现为头胀痛、恶心呕吐、心前区压迫感、四肢麻木、腰背剧痛等。

第二阶段：凝集的红细胞溶解后，大量血红蛋白释放到血浆中，出现黄疸和血红蛋白尿，同时伴有血压下降、呼吸困难等。

第三阶段：大量血红蛋白从血浆进入肾小管，与酸性物质变成结晶体，阻塞肾小管；另外，由于抗原、抗体的相互作用，肾小管内皮缺血、缺氧而坏死脱落，造成性肾功能衰竭。

同时，可伴有出血倾向，发生溶血反应时，因红细胞的破坏而释放的凝血物质可以消耗血小板和凝血因子，从而引起弥漫性血管内凝血（DIC）。

（3）处理

①立即停止输血，给予氧气吸入，建立静脉通道，医嘱给予升压药或其他药物治疗。

②保护肾脏，双侧腰部封闭，用热水袋敷双侧肾区，以解除肾小管痉挛。

③碱化尿液给予5%碳酸氢钠静脉滴入，以减少肾小管结晶体形成。

④严密观察生命体征及尿量，并及时记录。

⑤若出现休克症状，应进行抗休克治疗。

⑥将剩下的余血、患者血标本和尿标本送化验室进行检验。

（4）预防

输血前仔细查对，做好血型鉴定和交叉配血试验，严格执行血液保存规定，不使用变质血液。

2.血管外溶血反应

临床常见Rh血型系统不和，绝大多数是由D抗原与相应抗体所致，使RbC破坏溶解释放出游离血红蛋白转化为胆红素，经血液循环至肝脏迅速分解，通过消化道排出体外。血管外溶血反应一般在输血后一周或更长时间出现，体征较轻，有轻度发热伴乏力、血胆红素升高。Rh阴性者首次接受Rh阳性血液后不会发生溶血反应，但在2～3周后其血清中产生抗Rh因子抗体。当再次接受Rh阳性血液时，即可发生溶血反应，所以尽量避免再次输血。

（四）与大量输血有关的反应

大量输血是指24小时内紧急输血量相当于或大于患者的总血容量。

1.循环负荷过重同静脉输液反应。

2.出血倾向

（1）原因：库存血中的血小板破坏较多，使凝血因子减少而引起出血。常见于长期反复输血或短时间内输入较多库存血者。

（2）临床表现：皮肤、黏膜瘀斑；穿刺部位大块瘀血；手术后伤口渗血。

（3）处理：应密切观察患者的意识、血压、脉搏等变化，注意皮肤、黏膜或手术伤口有无出血；严格掌握输血量，每输库存血3～5个单位，补充1个单位的新鲜血；根据凝血因子缺乏情况，补充有关成分。

3.枸橼酸钠中毒

（1）原因：由于大量输血随之输入大量枸橼酸钠，如肝功能不全者，枸橼酸钠不能完全氧化和排出，并与血中的游离钙结合使血钙浓度下降，以致凝血功能障碍、毛细血管张力减低、血管收缩不良和心肌收缩无力等。

（2）临床表现：手足抽搐，血压下降，心率缓慢；心电图出现Q-T间期延长，甚至心搏骤停。

（3）处理：严密观察患者的反应；每输库存血1000 mL，静脉注射10%葡萄糖酸钙或氯化钙10 mL，以补充钙离子，防止发生低血钙。

（五）其他输血反应

空气栓塞、细菌污染反应、体温过低及通过输血传染各种疾病（病毒性肝炎、疟疾、艾滋病）等。

（左润萍）

第十二章　常用急救技术

第一节　促进呼吸的护理技术

一、清理呼吸道分泌物的技术

（一）有效咳嗽

咳嗽是一种防御性呼吸反射，可排出呼吸道内的异物、分泌物，具有清洁、保护和维护呼吸道通畅的作用。医护人员应对神志清醒尚能咳嗽的患者加以指导，帮助患者学会有效咳嗽的方法。主要措施包括：

1.改变患者姿势，使分泌物流入大气道内便于咳出。

2.鼓励患者做缩唇呼吸，即鼻吸气，口缩唇呼气，以引发咳嗽反射。

3.在病情许可的情况下，增加患者活动量，有利于痰液松动。

4.双手稳定地按压胸壁下侧，提供一个坚实的力量，有助于咳嗽。

5.有效的咳嗽步骤为：（1）患者取坐位或半卧位，屈膝，上身前倾，双手抱膝或在胸部和膝盖上置一枕头，用两肋夹紧。（2）嘱患者深吸气后屏气3秒，有伤口者，操作者应将双手压在切口的两侧。（3）患者腹肌用力及两手抓紧支持物（脚和枕），用力做爆破性咳嗽，将痰咳出。

（二）叩击（percussion）

用手叩击患者胸背部，借助振动，使分泌物松脱而排出体外，适用于长期卧床、久病虚弱、排痰无力的患者。叩击的手法是：患者取坐位或侧卧位，操作者将手固定成背隆掌空状态，即手背隆起，手掌中空，手指弯曲，拇指紧靠食指，有节奏地从肺底自下而上，由外向内轻轻叩击。边扣边鼓励患者咳嗽。注意不可在裸露的皮肤、肋骨上下、脊柱、乳房等部位叩击。

（三）体位引流（postural drainage）

置患者于特殊体位，将肺与支气管所存积的分泌物，借助重力作用使其流入大气管并咳出体外，称体位引流。主要适用于支气管扩张、肺脓肿等大量脓痰者，可起到重要的治疗作用。对高血压、心力衰竭、高龄、极度衰弱等患者应禁用。

实施要点：

1.体位：患者患肺处于高位，其引流的支气管开口向下，便于分泌物顺体位引流而咳出。临床上应根据病变部位不同采取相应的体位进行引流（见图12-1）。

2.叩击：嘱患者间歇深呼吸并尽力咳痰，医护人员轻叩相应部位，提高引流效果。

3.湿化：痰液黏稠不易引流时，可给予蒸气吸入、超声雾化吸入、祛痰药，有利于排出痰液。

4.时间与次数：2～4次/天，15～30分钟/次。宜选择在空腹时进行。

5.监测：（1）患者的反应。如果出现头晕、面色苍白、出冷汗、血压下降等，应停止引流。（2）引流液的色、质、量，并予以记录。如果引流液大量涌出，应防止窒息，如果引流液＜30 mL/d，可停止引流。（3）叩击与体位引流后，随即进行深呼吸和咳嗽，有助于分泌物的排出。

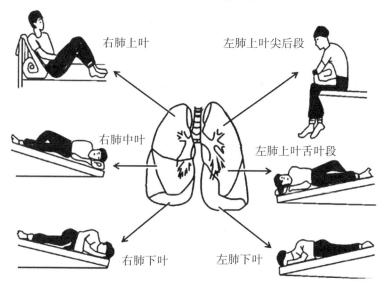

右肺上叶　　左肺上叶尖后段

右肺中叶　　左肺上叶舌叶段

右肺下叶　　左肺下叶

图12-1　常用体位引流体位

（四）吸痰技术（aspiration of sputum）

吸痰技术指用吸痰管经口、鼻、气管将呼吸道的分泌物或误吸的呕吐物吸出，以保持呼吸道通畅，预防患者发生吸入性肺炎、肺不张、肺部感染、窒息等并发症的一种技术。

【目的】

1.清除呼吸道分泌物，保持呼吸道通畅。

2.促进呼吸功能，改善肺通气。

3.预防肺部并发症的发生。

【操作前准备】

1.评估并解释：评估患者的年龄、病情、意识、痰液阻塞情况；有无清除呼吸道分泌物的能力；患者的口腔、鼻腔情况；心理状况、肺部听诊有无痰鸣音。向患者及其家属解释吸痰的目的、方法、注意事项及配合要点。

2.患者准备：体位舒适，情绪稳定。

3.操作者准备：着装整洁，洗手，戴口罩。

4.用物准备：电动吸引器或中心吸引装置；治疗盘内置：无菌盖罐2只（盛无菌生理盐水）、无菌吸痰管数根、无菌纱布、无菌持物钳或镊子、无菌手套、弯盘；必要时备压舌板、舌钳、张口器、电插板等。

5.环境准备：室温适宜、光线充足、安静。

【操作步骤】

步　　骤	要点与说明
1.**核对、解释** 携用物至患者床旁,核对患者的床号、姓名,向患者说明操作目的及配合方法	● 确认患者,取得合作
2.**调节** 接通电源,打开开关,检查吸引器性能,调节负压	● 负压:成人40.0～53.5 kPa;儿童＜40.0 kPa
3.**检查** 患者口鼻腔,取下义齿	● 昏迷患者用压舌板或张口器撑开口腔;口腔吸痰困难者,可由鼻腔吸引
4.**体位** 将患者头部转向操作者一侧,嘱张口	
5.**试吸** 戴手套,连接吸痰管,用少量生理盐水试吸	● 检查导管是否通畅,润滑导管前端
6.**吸痰** 一手反折导管末端,另一手戴手套或用无菌持物钳(镊)持吸痰管前端,插入口咽部(10～15 cm),放松导管末端,先吸口咽部分泌物,再吸气管内(若气管切开吸痰,按无菌操作,先吸气管切开处,再吸口鼻部)。吸痰管退出时,用生理盐水抽吸清洗	● 插管深度:上切牙至气管分岔的距离,男性26～28 cm,女性24～26 cm,婴儿约10 cm。气管切开时,可由套管内插入,长度11～13 cm
	● 插管时不用负压,以免引起呼吸道黏膜损伤
	● 吸痰动作轻柔,从深部向上提拉,左右旋转,吸净痰液
	● 抽吸过程中,随时冲洗吸痰管,以免痰液堵塞
7.**观察** 气道是否通畅,患者的反应	● 动态评估患者
8.**安置患者、处理用物**	● 一根吸痰管只使用一次
9.**洗手、记录**	● 记录吸出物的性质、颜色、量

【注意事项】

1.每次吸痰时间<15秒，切忌上下多次抽动，以免缺氧。

2.严格执行无菌技术操作，每次吸痰应更换吸痰管。

3.痰液黏稠的患者，叩击胸背或交替使用超声雾化吸入，也可缓慢滴入生理盐水或化痰药物，以稀释痰液便于吸出。

二、氧疗技术

氧气是维持生命的主要物质，当组织得不到足够的氧或利用氧发生障碍，使机体的代谢、功能发生异常改变时这种情况称为缺氧。氧气疗法（oxygenic therapy）是指供给患者氧气，提高动脉血氧分压（PaO_2）和氧饱和度（SaO_2），改善缺氧状态，促进代谢，维持生命活动的一种治疗方法。

（一）缺氧分类

1.低张性缺氧：由于吸入气体中氧分压过低，肺通气不足、气体弥散障碍，静脉血短路流入动脉而引起的缺氧。常见于慢性阻塞性肺部疾病、先天性心脏病，如法洛氏四联症。

2.血液性缺氧：由于血红蛋白数量减少或性质改变，造成血氧含量降低或血红蛋白结合的氧不易释放引起的缺氧。常见于贫血、一氧化碳中毒、高铁血红蛋白血症。

3.循环性缺氧：由于组织血流量减少，使组织供氧量减少所致缺氧，如心力衰竭、休克等。

4.组织性缺氧：由于组织利用氧发生障碍导致缺氧，如氰化物中毒等。

（二）缺氧程度判断

根据临床上患者的缺氧症状和血气分析判断缺氧程度。血气分析检查是用氧的客观指标，当患者PaO_2<6.67 kPa时，无论任何原因引起的缺氧，均应给予吸氧。

1.轻度低氧血症：PaO_2>6.67 kPa（50 mmHg），$SaO_2$80%～95%无明显发绀，无须给氧。如有呼吸困难，可给予低流量、低浓度吸氧。

2.中度低氧血症：$PaO_2$4～6.67 kPa（30～50 mmHg），$SaO_2$60%～80%，有发绀，呼吸困难，需氧疗。

3.重度低氧血症：PaO_2<4 kPa（30 mmHg），SaO_2<60%，显著发绀，呼吸极度困难，出现三凹症，是氧疗的绝对适应证。

（三）供氧装置

1.氧气筒

氧气筒为圆柱形无缝钢筒，可耐150 kg/cm^2（14.7 MPa）的高压，容积40L的氧气筒可容纳氧约6000 L。

（1）氧气表：由压力表、减压器、流量表、湿化瓶、安全阀五部分组成（见图12-2）。

（2）氧浓度和氧流量的换算可按下列公式计算：

吸氧浓度（%）=21+4×氧流量（L/min）

（3）氧气筒内的氧气供应时间可按下列公式计算：

$$可供应时间 = \frac{氧气筒容积（L）\times \left[压力表压力 - 5（kg/cm^2）\right]}{氧流量（L/min）\times 60\,min \times 1kg/cm^2}$$

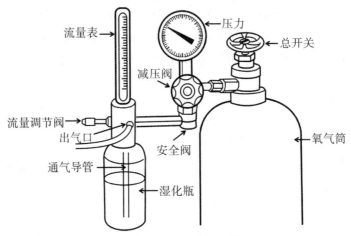

图12-2　氧气筒及氧气压力表装置

2.中心供氧装置

医院的氧气供应可由医院供应站供给，设管道通至各病区、门诊和急诊室。供应站有总开关进行管理，各用氧单位配有氧气表，打开流量表开关即可将氧气输给患者（见图12-3）。

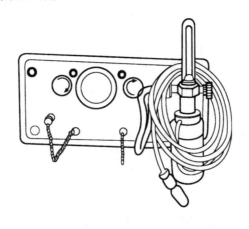

图12-3　中心供氧装置

（四）供氧方法

1.鼻氧管吸氧法

将鼻氧管插入鼻孔1 cm，导管环固定稳妥即可。此法操作简便，患者感觉比较舒适，吸氧效果较好，是临床常用给氧方法之一。

2.鼻塞法

将塑料制成的球状物鼻塞塞入鼻前庭，代替鼻导管给氧，鼻塞大小以塞住鼻孔为宜，此法对鼻腔黏膜刺激小，患者感觉舒适，适用于长时间用氧。

3.漏斗法

用漏斗代替鼻导管连接橡胶管，调节氧流量5～6 L/min，将漏斗置于离患者口鼻1～3 cm处，用绷带固定，以防移动。此法使用简便，且无导管刺激黏膜的缺点，但耗氧量较大，适用于婴儿或气管切开术后的患者。

4.面罩法

（1）简易面罩给氧：将面罩置于患者口鼻部，用松紧带固定在脑后。将氧气导管连接在氧气进口处，氧气由此口输入，呼出气体从面罩侧孔排出，要求氧流量6～8 L/min。此法使口腔、鼻腔都能吸入氧气，对于病情较重、氧分压明显下降者效果较好。

（2）有袋面罩给氧：在储气袋与患者之间有一单通阀，吸入空气由储气袋供给，呼出气体经面罩旁的单通阀排出，吸入氧浓度60%～90%，注意袋内必须充盈2/3氧气，用于高浓度短时间给氧。

5.头罩给氧法

适用于婴幼儿吸氧，将患儿头部置于氧气罩内，将氧气导管接于进孔上，头罩顶板上有三个露气孔，通过开关露气孔的数目，达到调节罩内氧气浓度。此法简便，无刺激性，透明的头罩易于观察病情变化。

6.氧气枕法

抢救危重患者或转运患者时，由于来不及准备氧气筒或携带氧气装置不方便，可用氧气枕代替氧气装置。氧气枕为一长方形橡胶枕，枕的一角有橡胶管，上有调节器以调节氧流量，使用时将氧气充满氧气枕内，连接导管、调节流量，让患者头部枕于氧气枕上，借重力使氧气流出。

7.高压氧疗法

高压氧疗法是将患者置于高压环境中（高压氧舱内）吸氧，以治疗疾病的方法。患者在高气压下吸含有负离子的纯氧，促进机体的自我更新过程，增强免疫细胞的活力，以对抗疾病，从而使患者逐渐康复。高压氧的临床应用已相当广泛，涉及内、外、妇、儿、传染病、五官、皮肤等几乎所有的临床学科，对许多疾病都有显著疗效。

8.家庭供氧方法

适用于慢性呼吸系统疾病和持续低氧血症的患者在家中进行氧疗，对改善患者的健康状况、提高生活质量和运动耐力有显著疗效。常用氧立得和小型氧气瓶。

（五）氧疗操作技术

【目的】

1.提高血氧含量及动脉血氧饱和度，纠正机体缺氧。

2.促进组织新陈代谢，维持机体生命活动。

【操作前准备】

1.评估并解释：评估患者的年龄、病情、意识、治疗情况；心理状态及合作程度；向患者及家属解释氧疗的目的、方法、注意事项及配合要点。

2.患者准备；患者和家属了解氧气吸入的目的、注意事项；体位舒适，愿意配合。

3.操作者准备：着装整洁，洗手，戴口罩。

4.用物准备：氧气装置（湿化瓶内装 1/3 或 1/2 湿化液）、一次性鼻氧管、棉签、纱布、弯盘、吸氧卡、小药杯（内盛冷开水）、扳手、速手消毒剂、污物桶。

5.环境准备：安全、舒适、安静、远离火源。

【操作步骤】

（鼻氧管吸氧）

步　骤	要点与说明
1.**核对、解释** 携用物至患者床旁,核对患者的床号、姓名,说明操作目的及配合方法	●确认患者,取得合作
2.**清洁、检查** 用湿棉签清洁患者双侧鼻孔并检查	●检查有无分泌物堵塞及异常
3.**连接** 装氧气表,连接鼻导管	
4.**调节** 调节氧流量,将鼻导管前端放入冷水中湿润,并检查是否通畅	●根据病情调节流量 轻度缺氧:1～2 L/min,25～29% 中度缺氧:2～4 L/min,29～37% 重度缺氧:4～6 L/min,37～45% ●缺 O_2 和 CO_2 潴留同时并存者,应以低流量、低浓度持续给氧,以防 CO_2 麻醉,甚至呼吸停止
5.**插管** 将鼻氧管插入患者鼻孔 1 cm	●动作轻柔,以免损伤鼻黏膜
6.**固定** 将导管环绕患者耳部向下放置并调节	●松紧适宜

步　骤	要点与说明
7.观察并记录 开始用氧时间、氧流量、患者反应	●用氧期间应加强巡视,观察患者氧疗效果、确保氧气装置通畅
8.停止用氧	
(1)拔出鼻氧管	●防止操作不当引起肺部组织损伤
(2)卸表	
A.氧气筒:先关闭总开关,再关流量开关,最后卸氧气表	
B.中心供氧:关流量开关,取下流量表	
9.整理用物	
10.洗手,记录	●停止用氧时间及效果

【注意事项】

1.严格执行操作规程,防止交叉感染,尽量用一次性物品。

2.注意用氧安全和湿化,切实做到防火、防油、防震、防热。一般选择灭菌蒸馏水湿化,急性肺水肿用20%～30%乙醇,以降低肺泡内泡沫的表面张力,使肺泡泡沫破裂、消散,改善气体交换,减轻缺氧症状。

3.持续吸氧患者,吸氧管更换1～2次/天,并清理鼻腔分泌物。

4.氧气筒内氧气勿用尽,至少要保留0.5 MPa(5kg/cm^2),以免灰尘进入氧气筒,再充气时引起爆炸。对未用或已用完的氧气筒应分别注明"满"或"空"标志,使用时便于鉴别。

5.氧疗监护:观察患者缺氧症状有无改善;血气分析PaO$_2$(正常值12.6～13.3 kPa或95～100 mmHg)、PaCO$_2$(正常值4.7～5.0 kPa或35～45 mmHg)、SaO$_2$(正常值95%);检查氧气装置有无漏气、是否通畅;是否出现氧疗副作用,常见的副作用有:

(1)氧中毒:当患者吸入氧浓度＞60%,持续时间超过24小时,可引起氧中毒。其特点是肺实质的改变,可发生肺泡增厚、出血,表现为胸骨后疼痛,干咳和进行性呼吸困难。预防的关键是避免长时间、高浓度氧气吸入。

(2)肺不张:患者吸入高浓度氧后,肺泡内大量氮气被置换,一旦发生支气管堵塞,肺泡内的氧气易被肺循环血流吸收,引起肺不张。主要表现为烦躁、呼吸及心率加快、血压上升、呼吸困难、发绀、昏迷。预防措施是控制吸氧浓度,鼓励患者咳嗽、深呼吸、翻身拍背等。

(3)呼吸抑制:多见Ⅱ型呼衰患者(PaO$_2$↓、PaCO$_2$↑),当吸入高浓度氧气时，解除缺氧对呼吸的刺激作用，易导致呼吸中枢抑制。故对Ⅱ型呼衰患者，给氧方式为低浓度、低流量持续吸氧。

（4）眼晶状体后纤维组织增生：常发生于暖箱中的早产儿。当患儿在暖箱中吸入过高浓度氧气时，可导致患儿视网膜血管收缩，发生视网膜纤维化，出现不可逆的失明。因此，应控制暖箱中的氧浓度＜40%。

（5）呼吸道分泌物干燥。

第二节　洗胃技术

洗胃（gastric lavage）是将胃管插入患者的胃内，反复注入和吸出一定量的溶液，以冲洗并排除胃内容物，减轻或避免吸收中毒的胃灌洗方法。

1.适应证：非腐蚀性毒物中毒，如有机磷、安眠药、重金属类、生物碱及食物中毒等。

2.禁忌证：强腐蚀性毒物（如强酸、强碱）中毒、肝硬化伴食管胃底静脉曲张、胸主动脉瘤、近期内有上消化道出血及胃穿孔、胃癌等。患者吞服强酸、强碱等腐蚀性药物，禁忌洗胃，以免造成穿孔。上消化道溃疡、食管静脉曲张、胃癌等患者一般不洗胃，昏迷患者洗胃应谨慎。

3.并发症：洗胃并发症包括急性胃扩张、胃穿孔、大量低渗性洗胃液致水中毒、水及电解质紊乱、酸碱失衡、昏迷患者误吸或过量胃内液体反流致窒息、迷走神经兴奋致反射性心脏骤停等。

【目的】

1.解毒：清除胃内毒物或刺激物，减少毒物吸收。同时，利于不同灌洗液中和毒物，用于急性食物中毒或药物中毒。服毒后4～6小时内洗胃效果最好。

2.减轻胃黏膜水肿：幽门梗阻患者饭后常有滞留现象，引起上腹胀满、不适、恶心、呕吐等症状，通过洗胃，减轻潴留物对胃黏膜的刺激，减轻胃黏膜水肿、炎症。

3.手术或某些检查前的准备：如食管下段、胃十二指肠手术前准备。

【操作前准备】

1.评估并解释：评估患者的年龄、病情、医疗诊断、意识状态、生命体征等；口鼻黏膜有无损伤、有无活动义齿；心理状态及对洗胃的耐受能力、合作程度等。向患者和家属解释洗胃的目的、方法、注意事项及配合要点。

2.患者准备：了解洗胃的目的、方法、注意事项及配合要点，取舒适体位。

3.操作者准备：着装整洁，修剪指甲，洗手，戴口罩。

4.用物准备：根据不同的洗胃方法准备用物。

（1）口服催吐法：量杯、压舌板、水温计、弯盘、塑料围裙或橡胶单；水桶2只；洗胃溶液（见表12-1）；洗漱用物。

（2）全自动洗胃机洗胃法：无菌洗胃包、量杯、治疗巾、检验标本容器、水温计、压舌板、弯盘、50 mL注射器、听诊器、手电筒、胶布；必要时备张口器、牙垫、舌钳；水桶2只；洗胃溶液；洗漱用物；全自动洗胃机。

5.环境准备：安静、光线明亮、温度适宜。

表12-1　常用洗胃溶液

毒物种类	常用溶液	禁忌药物
酸性物	镁乳、蛋清水①、牛奶	
碱性物	5%醋酸、白蜡、蛋清水、牛奶	
氰化物	3%过氧化氢溶液②引吐、1∶15 000～1∶20 000高锰酸钾洗胃	
敌敌畏	2%～4%碳酸氢钠溶液、1%盐水、1∶15 000～1∶20 000高锰酸钾溶液	
1605、1059、4049（乐果）	2%～4%碳酸氢钠溶液	高锰酸钾③
敌百虫	1%盐水或清水，1∶15 000～1∶20 000高锰酸钾	碱性药液④
DDT（灭害灵）、666	温开水或生理盐水洗胃，50%硫酸镁导泻	油性药物
酚类	50%硫酸镁导泻，温开水或植物油洗胃至无酚味为止，洗胃后多次服用牛奶、蛋清保护胃黏膜	液状石蜡
河豚、生物碱	1%～3%鞣酸	
苯酚(石炭酸)	1∶15 000～1∶20 000高锰酸钾	
巴比妥类（安眠药）	1∶15 000～1∶20 000高锰酸钾、硫酸钠⑤导泻	硫酸镁
异烟肼（雷米封）	1∶15 000～1∶20 000高锰酸钾、硫酸钠导泻	
灭鼠药		
1.磷化锌	1∶15 000～1∶20 000高锰酸钾、0.5%硫酸铜洗胃、0.5%～1%硫酸铜⑥溶液每次10 mL，口服1次/5～10分钟，配合使用压舌板等刺激舌根引吐⑥	鸡蛋、牛奶、脂肪及其他油类食物⑦
2.抗凝血类（敌鼠钠等）	催吐、温水洗胃、硫酸钠导泻	碳酸氢钠溶液

续表

毒物种类	常用溶液	禁忌药物
3.有机氟类 （氟乙酰胺等）	0.2%～0.5%氯化钙或淡石灰水洗胃,硫酸钠导泻,饮用豆浆、蛋白水、牛奶等	
发芽马铃薯	1%活性炭悬浮液	

注:①蛋清水可黏附于黏膜表面或创面上,从而起到保护作用,并可减轻患者疼痛。

②氧化剂可将化学性毒物氧化,改变其性能,从而减轻或去除其毒性。

③1605、1509、4049(乐果)等禁用高锰酸钾洗胃,可氧化成毒性更强的物质。

④敌百虫遇碱性药物分解出毒性更强的敌敌畏,其分解过程随碱性的增强和温度的升高而加速。

⑤巴比妥类药物采用硫酸钠导泻,是利用其在肠道内形成的高渗透压,而阻止肠道水分和残存的巴比妥类药物的吸收,促其尽早排出体外。硫酸钠对心血管和神经系统没有抑制作用,不会加重巴比妥类药物的中毒。

⑥磷化锌中毒时,口服硫酸铜可使其成为无毒的磷化铜沉淀,阻止吸收,并促使其排出体外。

⑦磷化锌易溶于油类物质,忌用脂肪性食物,以免促使磷的溶解吸收。

【操作步骤】

步　骤	要点说明
1.**核对、解释** 携用物至患者床旁,核对患者的床号、姓名,说明操作目的及配合方法	• 确认患者,避免差错事故
2.**洗胃**	
▲**口服催吐法**	• 用于服毒量少的清醒配合患者
(1)体位:协助患者取坐位	
(2)准备:铺橡胶单及治疗巾,系围裙,取下义齿,置污物桶于患者坐位前或床旁	
(3)灌洗:嘱患者反复自饮灌洗液	• 灌洗总量10～20 L • 每次灌洗液量300～500 mL
(4)催吐:患者自呕或用压舌板刺激舌根催吐	
(5)观察:患者的面色、呼吸、脉搏及血压的变化;观察洗出液的性状	
(6)结束:反复自饮、催吐,直至吐出的灌洗液澄清无味为止	• 提示毒物已基本排出
▲**全自动洗胃机洗胃**	• 原理:通过自控电路的控制使电磁阀自动转换动作,分别完成向胃内冲洗药液和吸出胃内容物的灌注过程 优点:能自动、迅速、彻底清除胃内毒物
(1)体位:根据患者病情采取适宜体位	

步　骤	要点说明
①中毒轻者,取半坐位	
②中毒重者,取左侧卧位	• 左侧卧位,可延缓胃排空,减慢毒物进入十二指肠的速度
③昏迷患者,取平卧位,头偏向一侧	• 平卧位,头偏向一侧,以免呕吐物误入气管 • 昏迷患者可用压舌板、开口器撑开口腔,置牙垫于上下磨牙之间,如发生舌后坠,可用舌钳将舌拉出
(2)检查口鼻,确认插管部位	• 一般由口腔插入,如口腔有疾患、不能张口及不合作者,由鼻腔插入
(3)准备床单元:铺橡胶单及治疗单于大单上,污物桶置床旁	
(4)检查、连接:检查仪器装置,连接管道	
(5)插洗胃管	
①润滑、标记并插管:用液状石蜡棉球润滑胃管前端1/3,测量胃管插入长度并标记,插入胃内	• 测量方法:前额发际至剑突的距离,再增加5～10 cm • 插管长度55～70 cm
②确认、固定胃管:确认胃管在胃内,胶布固定	• 确定胃管在胃内有三种方法:抽吸胃液、听气过水声、检查有无气泡逸出
(6)灌洗	
①连接洗胃管,将已配好的洗胃液倒入水桶中,药管的末端放入洗胃液桶内,污水管的末端放入空水桶内,洗胃管末端与胃管相连	• 药管管口必须始终浸没在洗胃液的液面下
②吸出胃内容物:按压开始键,仪器对胃进行自动抽吸冲洗,直至洗出液澄清无味为止	• 毒物性质不明时,采集标本化验确认毒物性质
(7)观察:患者的面色、呼吸、脉搏及血压的变化;洗出液的性状	• 若洗出液呈血性,患者出现腹痛、休克时,应立即停止洗胃,并采取相应急救措施
(8)拔管:洗胃结束,反折胃管末端,拔出	• 反折胃管末端,以防管内液体反流误入气管
(9)整理:协助患者洗漱,取舒适体位,清理用物	• 以免各管道被污物堵塞或腐蚀
(10)清洁:清洗三管(药管、胃管、污水管)	
3.洗手,记录 灌洗液名称、量,洗出液的颜色、气味、量、性质,患者的全身反应	• 幽门梗阻患者洗胃,空腹进行。记录胃内潴留量,便于了解梗阻程度。 • 胃内潴留量=洗出量-灌入量

【注意事项】

1.及时了解患者中毒情况，如中毒的时间、途径、毒物种类、性质、量等，来院前是否呕吐。

2.当中毒物质不明时，留取胃内容物送检，以确定毒物性质，然后选用温开水或生理盐水洗胃，待毒物性质明确后，再用拮抗剂灌洗。

3.急性中毒患者，应紧急采用口服催吐法，必要时进行洗胃，以减少毒物的吸收。插管时，动作要轻、快，以免损伤食管黏膜或误吸气管。

4.灌洗液温度以25～38℃为宜，以免随温度升高，促进毒物吸收速度。

5.注意患者的心理状态、合作程度及对康复的信心。向患者讲述操作过程中可能出现的不适及误吸等风险，以取得患者的理解和合作；对自服毒物者，耐心劝导，帮助其改变认知，要为患者保守秘密与隐私，减轻其心理负担。

6.洗胃后注意观察患者胃内毒物清除情况，中毒症状有无缓解或控制。

第三节　心肺复苏技术

心肺复苏术（cardio pulmonary resuscitation，CPR）是针对呼吸、心搏骤停所采取的一系列及时、有效、规范的医疗救护措施，目的是使患者自主循环和自主呼吸恢复，并促使患者脑功能恢复，因此又称为心肺脑复苏（CPCR）。

心搏骤停后尽早开始复苏是抢救成功的关键。突然发生心跳、呼吸停止后4～6分钟脑组织开始发生不可逆的缺氧性损害，超过6分钟开始复苏者存活率仅4%。因此，心肺复苏应力争在心搏骤停后4～6分钟内的黄金时间进行，成功的心肺复苏是脑复苏的前提，而脑复苏与否又是衡量心肺复苏成败的关键。医护人员要掌握心肺复苏的基础知识和技术，以提高心肺复苏成功率。

一、心搏骤停的原因

（一）心源性心搏骤停

各种类型的心脏疾病，如冠心病、非粥样硬化性冠状动脉病、心肌疾病、主动脉疾病、瓣膜性心脏病、高血压性心脏病、心力衰竭等，均可引起心搏骤停。

（二）非心源性心搏骤停

各种原因引起的休克和中毒、严重酸碱失衡及电解质紊乱、麻醉和手术、心包穿刺、心导管检查、电击、窒息、溺水、严重多发伤、脑血管意外等是引起非心源性心搏骤停的常见原因。

二、心搏骤停的诊断要点

1. 突然意识丧失，呼之不应。

2. 大动脉搏动消失。

3. 自主呼吸停止或呈叹息样临终呼吸。

4. 瞳孔散大，光反射消失。

5. 面色苍白或发绀。

6. 心电图示心室颤动、心室静止或心电机械分离。

心跳呼吸骤停中以意识突然丧失和大动脉搏动消失最为重要，若10秒内不能确定有无脉搏，应立即开始CPR。

心肺复苏包括三个阶段：基础生命支持技术（BLS），又称现场急救，是指在事发现场，专业或非专业人员徒手对患者实施及时、有效的初步救护，为患者的进一步救治赢得时间；进一步生命支持（ALS）是基本生命支持的继续，通常在专业急救人员到达现场或在医院内急诊科进行，常借助辅助设备、专业技术和药物进行复苏；延续生命支持（PLS）是进一步生命支持的延续，心搏骤停者自主循环和呼吸恢复后，转入危重症监护室，给予综合性的治疗。本节重点介绍基础生命支持技术。

三、基础生命支持技术

【目的】

1. 建立患者循环、呼吸功能。

2. 保证重要脏器血液供应。

【操作前准备】

1. 评估：评估患者的病情、意识状态、呼吸、脉搏、有无活动义齿等。

2. 患者准备：调整患者体位便于抢救。

3. 操作者准备：衣帽整齐，修剪指甲，洗手，戴口罩。

4. 环境准备：环境安静、安全、光线充足。

【操作步骤】

步　骤	要点与说明
1. **判断**　确认患者意识丧失、无呼吸或异常呼吸	● 确认环境是否安全
2. **呼救并启动** EMSS	● 呼叫患者, 轻拍患者肩部
	● 求助他人帮助拨打急救电话, 或协助救护

续表

步　骤	要点与说明
3.摆放体位 仰卧于硬板床或地上(见图12-4)	●患者处于俯卧或其他体位需要移动时,如未排除外伤情况,要注意保护颈部,可一手托颈,另一手扶肩,沿纵轴整体平行翻转
4.检查动脉 救护者食指和中指指腹触摸患者颈动脉搏动消失(见图12-5)	●在10秒内检查呼吸和脉搏,无呼吸或者喘息,颈动脉无搏动
5.胸外心脏按压术 (1)抢救者跪于患者一侧 (2)双手掌根重叠放于按压部位(见图12-6) (3)双肘关节伸直,有节律的垂直施加压力,然后迅速放松,解除压力,使胸骨自然复位(见图12-7) (4)按压频率100~120次/分钟	●有条件者尽快进行电除颤 ●部位:胸骨中、下1/3交界处或胸骨中线与两乳头连线的交界处 ●手指翘起不接触胸壁 ●依靠施救者的体重、肘及臂力,保持肩、肘、掌根垂直于患者胸壁;胸骨下陷,成人5~6 cm;放松时掌根不可离开胸壁
6.通畅呼吸道 (1)清洁呼吸道:将头部后仰并转向一侧,清除口腔、气道内分泌物或异物,取下义齿 (2)开放呼吸道	●有利于呼吸道通畅
▲仰头提颏法 施救者将一手掌小鱼际(小拇指侧)置于患者前额,下压使其头部后仰,另一手的食指和中指置于靠近颏部的下颌骨下方,将颏部向前抬起(见图12-8)	●适用于无头、颈外伤的患者 ●使舌根上提,保持呼吸道通畅 ●注意手指不可按压颏下软组织深部
▲托下颌法 施救者将其拇指放在患者颧骨上做支点,用同一手的食指或中指放在患者耳垂下方的下颌角处做力点,将下颌向前向上托起,使下颌牙超过上颌牙(见图12-9)	●颈部有外伤者,以下颌上提为主,不能将患者头部后仰及左右转动
7.人工呼吸 (1)口对口人工呼吸(见图12-10) A.保持患者气道开放,拇指和食指捏住患者鼻孔 B.施救者吸一口气,双唇包紧患者口部,吹气,使胸廓扩张 C.吹气毕,松开捏鼻孔的手,观察胸廓复原情况 (2)口对鼻人工呼吸 A.用仰头提颏法,将患者口唇紧闭 B.双唇包住患者鼻部,吹气,使胸廓扩张 (3)口对口鼻人工呼吸	●在进行30次按压后,施救者开放患者的气道,并进行2次人工呼吸 ●吹气量宜小(400~600 mL),以免发生胃内容物反流 ●适用于口腔损伤或牙关紧闭者 ●适用于婴幼儿

续表

步　骤	要点与说明
8.持续2分钟高效率的CPR　以心脏按压∶人工呼吸 =30∶2的比例进行,操作5个周期	
9.判断复苏是否有效	• 有效指征∶(1)能扪及大动脉搏动,血压维持在8 kPa(60 mmHg)以上;(2)口唇、面色、甲床由发绀转为红润;(3)室颤波由细小变为粗大,甚至恢复窦性心律;(4)瞳孔由大变小,可有对光反射;(5)呼吸逐渐恢复;(6)昏迷变浅,出现反射或挣扎
10.复苏成功后,进一步生命支持和延续生命支持	

【注意事项】

1.胸外按压时要确保足够的频率及深度,每次胸外按压后要确保胸廓完全回弹。

2.尽量避免或减少心脏按压中断,避免过度通气。

3.抢救连续5个周期后,进行初步效果判定;若无复苏有效指征,应继续进行。

4.抢救过程中,中断时间不超过10秒。

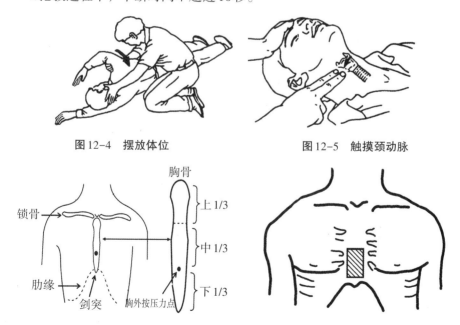

图12-4　摆放体位　　　　　　图12-5　触摸颈动脉

图12-6　胸外心脏按压部位

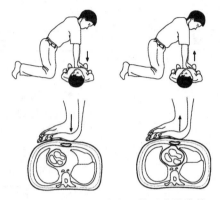

图 12-7 胸外心脏按压的手法及姿势

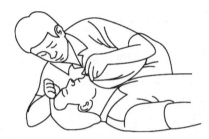

图 12-8 仰头提颏法

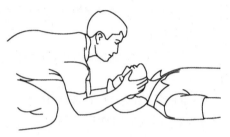

图 12-9 托下颌法

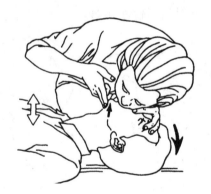

图 12-10 口对口人工呼吸法

第四节 电除颤技术

电除颤（defibrillation）是指使一定强度的电流在极短的时间内经胸壁或直接经过心脏，刺激心室肌细胞，使心肌各部分在瞬间同时去极化，以恢复室上性心律的过程。临床中心室颤动患者首选电除颤，以重建正常心律。

一、作用原理

有序的内源性起搏点可导致有效的心脏节律。在去极化后，具有高度自律性的心脏起搏点（如窦房结、房室结）可以发挥起搏作用，有可能重建窦性或房性节律。

二、电除颤的种类

1.同步电复律：通过同步触发装置，利用患者心电图的R波触发放电，使电流落在R波的降支上，从而避开心室的易损期，以免诱发室颤。适用于除室颤、室扑、无脉性室速以外的异位快速心律失常。

2.非同步电复律：心室颤动时，各心室肌所处激动位相不一致，一部分心肌在不应期，另一部分心肌已经复极，故在任何时候通过高压脉冲电流都足以使心肌纤维同时除极。

三、电除颤技术

【目的】

通过电除颤纠正、治疗心律失常，恢复窦性心律。

【操作前准备】

1.评估并解释：评估患者的病情、意识、心电图状况及是否有室颤波，患者有无安装起搏器、除颤部位皮肤状况；向患者家属解释操作的目的、方法和注意事项。

2.患者准备：消除恐惧心理，取得配合，必要时给予镇静剂；电击前禁食，避免胃内容物反流引起窒息。

3.用物准备：除颤仪、导电糊、硬板床或木板一张、4~5块盐水纱布、弯盘，根据情况准备抢救物品（吸痰和吸氧装置、抢救器械、药物等）。

4.操作者准备：着装整洁、洗手、戴口罩。

5.环境准备：安全、安静、带电源、无干扰。

【操作步骤】

步　骤	要点与说明
1.**核对、判断**　携用物至患者床旁,查对患者的床号、姓名,触及脉搏,判断患者的意识	
2.**卧位**　患者仰卧于硬木板床上(或心脏按压板),解开患者衣扣,暴露前胸,检查并清洁皮肤,检查有无起搏器	
3.**连接除颤仪、选择复律方式**　连接电源,打开除颤仪开关至监护状态,确认"非同步"按钮	• "非同步"状态适用于心室颤动 • "同步"状态适用于心房颤动、快速室上性心动过速

续表

步　骤	要点与说明
4.监测患者心电示波	● 确认为室颤心律 ● 房颤患者,选择R波较高导联进行示波观察
5.电极板涂导电糊　两电极板均匀涂满导电糊或包以生理盐水浸湿的纱布	
6.再次观察心电示波,确认除颤	
7.选择能量、充电　将除颤仪调至除颤位,按充电按钮充电至需要功率	● 心室颤动:单向波360 J,双相波120～200 J ● 心房颤动、快速室上性心动过速双相波120～200 J
8.放置电极板,放电　两电极板分别紧贴心底部和心尖部(见图12-11),操作者两臂伸直固定电极板,双手拇指同时按压放电按钮除颤	● 两电极板之间距离＞10 cm ● 心底部:胸骨右缘第2、3肋间;心尖部:左乳头外下方或左腋前线内第5肋间 ● 放置电极板时,避开起搏器的位置嘱任何人避免接触患者及病床
9.观察　观察心电示波器,患者的心律是否转为窦性;观察患者除颤部位皮肤	● 观察心电示波,如复律未成功,再次除颤,增加电功率最高至300 J
10.监测　除颤结束,将除颤仪调至监护状态行心电监测	
11.清洁、整理　用纱布清洁患者除颤部位皮肤,处理用物	

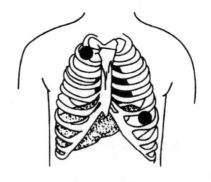

图12-11　体表电除颤电极安放部位

【注意事项】

1.复律前,做好患者及家属的思想工作,使其了解操作步骤,取得配合。

2.注意安全，所有与患者接触的仪器都应接好地线，严格遵守操作规程，充电、放电准确。

3.电击时电极要与皮肤充分接触，勿留缝隙，以免发生皮肤烧灼。

4.电复律成功后严密监测4～8小时，以预防出现恶性心律失常。

5.出现下列情况禁忌电除颤：缓慢心律失常；洋地黄过量引起的心律失常；伴有高度或完全性传导阻滞的房颤、房扑、房速；严重的低钾血症暂不宜进行；左房巨大，心房颤动持续1年以上，长期心室率不快者。

【并发症】

1.电击伤：电极放置局部皮肤出现灼痛、红斑，3～5天可消失。

2.短暂心律失常：电击后常出现窦性心动过缓伴逸搏。

3.心肌损伤：多见于高能量电击者。

4.血栓栓塞：1%～6%的慢性房颤患者出现。

5.呼吸抑制：多见于镇静剂使用过量，静脉给药速度过快。

6.肺水肿：多因缺氧状态下，心肌损伤明显，如电击能量过大、次数过多，可引起肺水肿；左右心房或心室功能恢复不一，左心房或心室功能较差，导致右心室到肺循环的血量超过左心室搏出量。

7.低血压：使用高能电击或硫喷妥钠麻醉时出现，一般数小时内自行恢复。

8.起搏器失灵：安装起搏器的患者，电复律可引起起搏器阈值增高，感知灵敏度降低，导致起搏器失灵。

（白凤霞　卜小丽　史素杰）

第十三章 临终护理

第一节 临终关怀

一、临终关怀的概念

临终关怀（hospice care），又称善终服务、安宁照顾、终末护理、安息护理等，是指由社会各层次（医生、护士、社会工作者、志愿者以及政府和慈善团体人士等）组成的团队，向临终患者及其家属提供的包括生理、心理等方面的一种全面的支持和照料。其目的在于使临终患者的生命质量得以提高，能够有尊严、无痛苦、安宁、舒适地走完人生的最后旅途，并使家属的身心得到维护和增强。

二、临终关怀的发展与理念

（一）临终关怀的发展

古代的临终关怀，在西方可以追溯到中世纪西欧的修道院和济贫院。现代临终关怀创始于20世纪60年代，创始人桑德斯博士（D.C.Sanders）从20世纪40年代开始，致力于帮助临终患者，于1967年在英国创办了世界上第一家现代临终关怀院——圣克里斯多福临终关怀院，被誉为"点燃了世界临终关怀运动的灯塔"。从此以后，美国、日本、阿根廷、法国、巴西、加拿大、德国、挪威等近百个国家相继建立了多种形式的临终关怀机构。

中国的临终关怀工作开始于20世纪80年代。1986年，中国香港成立了善终服务中心。1988年7月，原天津医学院（现天津医科大学）在美籍华人黄天中博士的资助下，成立了中国内地第一个临终关怀研究中心。1988年10月，上海诞生了中国第一家临终关怀医院——南汇护理院。1990年，中国台湾马偕医院成立了台湾第一家安宁病房。1992年，北京成立了中国大陆第一所民办临终关怀医院——松堂医院，于1993年成立了"中国心理卫生协会临终关怀委员会"，于1996年创办了"临终关怀杂志"。这些都标志着我国已跻身于世界临终关怀研究与实践的行列。目前，国内已有临终关怀机构100多家，除西藏外，上海、沈阳、北京、南京、浙江、广州等30个省、市、自治区，都因地制宜地创办了临终关怀服务机构。不断深入开展临终关怀工作，使我国的临终关怀实践有了长足的发展。

（二）临终关怀的理念

1. 以治愈为主的治疗转变为以对症为主的照料：临终关怀是针对各种疾病晚期、治疗不再生效、生命即将结束者进行的照护，一般在死亡前3～6个月实施临终关怀。对这些患者不再是通过治疗疾病使其免于死亡，而是通过对其全面的身心照料，提供临终前适度的姑息性治疗，控制症状，减轻痛苦，消除焦虑、恐惧，获得心理、社会支持，使其得到最后的安宁。

2. 以延长临终患者的生存时间转变为提高患者的生存质量：对濒死患者生命质量的照料是临终关怀的重要环节。减轻痛苦使生命品质得到提高，给临终患者提供一个安适的、有意义的、有希望的生活，在可控制的病痛下与家人共度温暖时光，使患者在人生的最后阶段能够体验到人间的温情。

3. 维护人的尊严和权利：尊重生命的尊严及濒死患者的权利，充分体现了临终关怀的宗旨。实行人道主义，使临终患者在人生的最后历程同样得到热情照顾和关怀，体现生命的价值、生存的意义和尊严。医护人员应注意维护和保持患者本人的价值、尊严和权利，在临终照料中应允许患者保留原有生活方式，尽量满足其合理要求，维护患者个人隐私和权利，鼓励患者参与医护方案的制订等。

4. 加强死亡教育以使其接纳死亡：临终关怀将死亡视为生命的一部分，承认生命是有限的，死亡是一个必然的过程。临终关怀强调把健康教育和死亡教育结合起来，正确理解生命的完整与本质，完善人生观，增强健康意识，教育临终患者，把生命的有效价值和生命的高质量两者真正统一起来，善始善终，以健全的身心走完人生的旅途。

5. 提供全面的整体照护，也就是全方位、全程服务，包括对临终患者的生理、心理、社会等方面给予关心和照护，为患者提供24小时护理服务，照护时也要关心患者家属，既为患者提供生前照护，又为死者家属提供居丧照料。

第二节　死亡后的护理

一、死亡的标准

死亡（death）是个体生命活动和新陈代谢不可逆的终止。自古以来，人们把心脏视为维持生命的中心，把呼吸、心跳停止作为判断死亡的标准。随着医学科学的发展，医学界人士又提出了新的比较客观的标准，即脑死亡诊断标准。脑死亡（Brain death）即全脑死亡，包括大脑、中脑、小脑和脑干的不可逆死亡。不可逆的脑死亡是生命活动结束的象征。1968年，美国哈佛大学在第22届世界医学大会上提出了第一个脑死亡的诊断标准：

1. 无感受性及反应性：对刺激完全无反应，即使剧痛刺激也不能引出反应。

2. 无运动、无呼吸：观察1小时撤去人工呼吸机3分钟仍无自主呼吸。

3. 无反射：瞳孔散大、固定，对光反射消失；无吞咽反射、无角膜反射和无跟腱反射等。

4. 脑电波平坦。

5. 上述标准24小时内反复复查无改变，并排除体温过低（低于32.2 ℃）及中枢神经系统抑制剂的影响，即可做出脑死亡的诊断。

脑死亡诊断标准的确立具有非常重要的意义：（1）减少医疗资源的浪费；（2）为器官移植开辟广泛的前景；（3）减轻了患者家属等待无望的痛苦，让患者"死"得有尊严，能促使人们对生存质量的探寻；（4）科学、准确地判断一个人的死亡时间，在司法工作中具有重要的意义。

二、死亡过程的分期

死亡并不是生命的骤然结束，而是一个连续进展的过程，是一个从量变到质变的过程。

1. 濒死期又称临终状态。此期机体各系统的功能发生严重障碍，中枢神经系统脑干以上部位的功能丧失或深度抑制，患者表现为神志不清、循环衰竭、呼吸衰竭、代谢紊乱、各种反应迟钝、肌张力丧失等。濒死期生命处于可逆阶段，若得到积极有效的救治，生命可复苏；反之，则进入临床死亡期。

2. 临床死亡期又称个体死亡或躯体死亡。此期中枢神经系统的抑制过程已由大脑皮质扩散到皮质下部分，延髓处于极度抑制状态，患者表现为心跳、呼吸完全停止，瞳孔散大，各种反射消失，但各种组织细胞仍有微弱而短暂的代谢活动。此期一般持续5～6分钟，超过这个时间，大脑将发生不可逆的变化。

但在低温条件，尤其是头部降温脑细胞耗氧量降低时，临床死亡期可延长达1小时或更久。临床上失血、窒息、触电等致死患者，及时采取积极有效的急救措施仍有复苏的可能，因为其重要器官代谢过程尚未停止。

3. 生物学死亡期是死亡过程的最后阶段，又称全脑死亡、细胞死亡或分子死亡。从大脑皮质开始整个神经系统以及各器官的新陈代谢相继停止，并出现不可逆的变化，机体已不能复活。随着生物学死亡期的进展，相继出现尸体现象。

（1）尸冷：最先发生的尸体现象，死亡后尸体温度逐渐降低称尸冷。一般死亡后10小时内尸温下降速度约为每小时1℃，10小时后为每小时0.5℃，大约24小时左右，尸温降至与环境温度相同。测量尸温常以直肠温度为准，对估计死亡时间有一定参考价值。

（2）尸斑：死亡后血液循环停止，由于地心引力的作用，血液向身体的最低部位坠积，皮肤出现暗红色斑块或条纹称尸斑，一般死亡后2～4小时出现。因此，患者死亡后应安置为仰卧位，尸体护理时应注意头下置枕，以防面部变色。

（3）尸僵：尸体肌肉僵硬，并使关节固定称为尸僵。形成机制主要是死亡后肌肉中三磷酸腺苷（ATP）分解而不能再合成所致。先由咬肌、颈肌开始向下至躯干、上肢和下肢。尸僵一般在死亡后1～3小时开始出现，4～6小时扩展到全身，12～16小时发展至高峰，24小时后尸僵开始减弱，肌肉逐渐变软，称为尸僵缓解。

（4）尸体腐败：死后机体组织的蛋白质、脂肪和糖在腐败细菌作用下分解的过程称为尸体腐败。一般在死亡24小时后出现，并与环境温度有关，表现为尸臭、尸绿等。

三、尸体料理

尸体料理是对临终患者实施整体护理的最后步骤，也是临终关怀的重要内容之一。医护人员应以严肃认真的态度做好尸体料理工作，尊重患者的遗愿，满足家属的合理要求。这既是对死者人格的尊重，也是对家属心灵的安慰，体现了人道主义精神和崇高的护理职业道德。尸体料理应在确定患者死亡，医生开出死亡诊断书后尽快进行，以防尸体僵硬。同时，对家属应给予心理疏导，缓解其身心痛苦，使其早日从悲痛中解脱出来。

【目的】

1. 保持尸体整洁，表情安详，姿势良好，易于辨别。
2. 避免体液外流及疾病的传播。
3. 安慰家属，减轻哀痛。

【操作前准备】

1. 评估并解释

（1）接到死亡通知后，进行再次核实，并填写尸体识别卡（见表13-1）。

（2）评估死者生前的诊断、治疗、抢救过程、死亡原因及时间；尸体清洁程度、有无伤口、引流管及医疗器械等。

（3）评估家属的社会背景、心理状况及其对逝者死亡的态度。

（4）向丧亲者解释尸体护理的目的、方法、注意事项及配合要点。

2. 操作者准备：着装整洁，修剪指甲，洗手，戴口罩，戴手套。

3. 用物准备：血管钳、剪刀、尸体识别卡3张、松节油、绷带、不脱脂棉球、梳子、尸袋或尸单、衣裤、鞋、袜等；有伤口者备换药敷料，必要时备隔离衣和手套等；擦洗用具、手消毒液。

4. 环境准备：安静、肃穆，必要时屏风遮挡。

表13-1　尸体识别卡

姓名＿＿＿＿＿＿　　住院号＿＿＿＿＿＿　　年龄＿＿＿＿　　性别＿＿＿＿ 病室＿＿＿＿＿＿　　床　号＿＿＿＿＿＿　　籍贯＿＿＿＿　　诊断＿＿＿＿ 住址＿＿＿＿＿＿＿＿＿＿＿＿＿＿＿＿＿＿＿ 死亡时间＿＿＿＿＿年＿＿＿月＿＿＿日＿＿＿时＿＿＿分 护士签名＿＿＿＿＿＿＿＿＿ ＿＿＿＿＿＿＿＿＿＿＿＿＿＿＿＿医院

【操作步骤】

步　骤	要点与说明
1. **解释、屏风遮挡**　向死者家属说明情况	● 维护死者隐私，减少对同病室其他患者情绪的影响
2. **劝慰家属**　请家属暂离病房或共同进行尸体料理	
3. **撤去一切治疗用物**（如输液管、氧气管、导尿管等）	
4. **体位**　床放平，尸体仰卧，头下置一软枕，留一层大单遮盖尸体	● 防止面部瘀血变色
5. **清洁面部，整理遗容**　洗脸，有义齿者代为装上，闭合口、眼。若眼睑不能闭合，可用毛巾湿敷，使上眼睑下垂闭合。嘴不能闭紧者，轻揉下颌或用四头带固定	● 可避免面部变形，以维持尸体外观，符合习俗

步　　骤	要点与说明
6.**填塞孔道** 用血管钳将棉花垫塞于口、鼻、耳、肛门、阴道等孔道	●棉花勿外露 ●防止体液外溢
7.**清洁全身** 脱去衣裤,擦净全身,更衣梳发。用松节油或酒精擦净胶布痕迹,有伤口者更换敷料,有引流管者应拔出后缝合伤口或用蝶形胶布封闭并包扎	●保护尸体清洁,无渗液,维持良好的尸体外观
8.**包裹尸体** 为死者穿上尸衣裤,将第一张尸体识别卡系在尸体右手腕部,把尸体放进尸袋里拉锁拉好;也可用尸单包裹尸体,须用绷带在胸部、腰部、踝部固定牢固。将第二张尸体识别卡缚在尸体腰前尸单上	●便于识别及避免认错尸体
9.**运送尸体** 移尸体于平车上,盖上大单,送往太平间,置于停尸屉内或殡仪馆的车上尸箱内,将第三张尸体识别卡放尸屉外面	●冷藏,防止尸体腐败
10.**操作后处理**	
(1)处理床单位	●非传染病患者按一般出院患者方法处理,传染病患者按传染病终末消毒方法处理
(2)整理病历,完成各项记录,按出院手续办理结账	●体温单上记录死亡时间,注销各种执行单(治疗、药物、饮食卡等)
(3)整理患者遗物交家属	●若家属不在,应由两人清点后列出清单,交护士长妥善保管

【注意事项】

1. 必须先由医生开出死亡通知,并得到家属许可后,方可进行尸体料理。

2. 在向家属解释过程中,操作者应具有同情心和爱心,沟通的语言要体现对死者家属的关心和体贴,安慰家属时可配合使用体态语言会收到良好的效果。

3. 应以高尚的职业道德和情感,尊重死者,严肃、认真地做好尸体料理工作。

4. 传染病患者的尸体应使用消毒液擦洗,并用消毒液浸泡的棉球填塞各孔道,尸体用尸单包裹后装入不透水的袋中,并做出传染标识。

四、丧亲者的护理

死者家属即丧亲者,主要指失去父母、配偶、子女者(直系亲属),丧亲者在居丧期的痛苦是巨大的,他们承受痛苦的时间比患者还长,因为多数情况下是家属首先得知病情,其痛苦在患者去世后相当的一段时间都持续存在。这种悲伤的过程对其身心健康、生活、工作均有很大的影响。因此,做好居丧期的护理是医护人员的重要工作之一。

1.做好死者的尸体料理能够体现医护人员对死者的尊重，也是对丧亲者心理的极大抚慰。

2.安慰丧亲者面对现实，鼓励其宣泄感情，陪伴他们并认真聆听他们的倾诉。获知亲人死亡信息后，丧亲者最初的反应是麻木和不知所措，此时医护人员应陪伴、抚慰他们，同时认真地聆听。在聆听时，可以握紧他们的手，劝导他们毫不保留地宣泄内心的痛苦。哭泣是死者家属最常见的情感表达方式，是一种很好的疏解内心忧伤情绪的途径，可以协助其表达愤怒情绪和罪恶感，所以应该给予丧亲者一定的时间，并创造适当的环境，让他们能够自由痛快地将悲伤的情感宣泄出来。

3.尽量满足丧亲者的需要，无法做到的要善言相劝，耐心解释，以取得其谅解与合作。

4.鼓励丧亲者之间相互安慰，协助丧亲者勇敢面对失去亲人的痛苦，引导他们发挥独立生活的潜能。

5.医护人员应了解家属的实际困难，并积极地提供支持和帮助，如经济问题、子女问题、家庭组合、社会支持系统等，使家属感受到人世间的温情。提出合理的建议，帮助家属做出决策去处理所面对的各种实际问题。但在居丧期，不宜引导家属做出重大决定及生活方式的改变。

6.劝导和协助死者家属对死者做出感情撤离，逐步与他人建立新的人际关系，例如再婚或重组家庭等。这样可以弥补其内心的空虚，并使家属在新的人际关系中得到慰藉，但要把握好时间和尺度。

7.协助培养新的兴趣，鼓励丧亲者参加各种社会活动，寻求新的经历与感受。

8.对丧亲者的访视进行追踪式服务和照护，以保证死者家属能够获得来自医护人员的持续性关爱和支持。

（范琳琳）

参考文献

[1]李小寒，尚少梅.护理学基础（第5版）[M].北京：人民卫生出版社，2012.

[2]李小寒，尚少梅.护理学基础（第4版）[M].北京：人民卫生出版社，2006.

[3]王洪侠，张小曼.基础护理学[M].南京大学出版社，2014.

[4]马玉萍.基础护理学[M].北京：人民卫生出版社，2009.

[5]宋博，孙甜甜.基础护理操作技术[M].北京：北京大学医学出版社，2010.

[6]殷磊.护理学基础[M].北京：人民卫生出版社，2002.

[7]张传汉，田玉科.临床疼痛治疗指南[M].北京：中国医药科技出版社，2007.

[8]赵继军，周玲君.疼痛护理手册[M].北京：人民卫生出版社，2011.

[9]姜安丽.新编护理学基础[M].北京：人民卫生出版社，2007.

[10]曹荣桂.医院管理学概论分册（第2版）[M].北京：人民卫生出版社，2011.

[11]绳宇.护理学基础[M].北京：北京大学医学出版社，2008.

[12]孙长颢.营养与食品卫生学（第6版）[M].北京：人民卫生出版社，2009.

[13]中国营养学会.中国居民膳食营养素参考摄入量（2013版）[M].北京：科学出版社，2014.

[14]史琳娜.临床营养学（第2版）[M].北京：人民卫生出版社，2013.

[15]张爱诊.临床营养学（第3版）[M].北京：人民卫生出版社，2012.

[16]刘美萍.护理学基础[M].北京：科学出版社，2011.

[17]邢爱红，邓翠珍.基础护理学[M].北京：中国医药科技出版社，2009.

[18]中华人民共和国国家卫生和计划生育委员会.临床护理实践指南（2011版）[EB/OL].http://www.moh.gov.cn

[19]李晓松.护理学基础（第2版）[M].北京：人民卫生出版社，2008.

[20]余菊芬.护理技术（第1版）[M].北京：高等教育出版社，2005.

[21]刘原，曾学军.临床技能培训与实践（第1版）[M].北京：人民卫生出版社，2015.

[22]黄子通，于学忠.急诊医学（第2版）[M].北京：人民卫生出版社，2014.

[23]唐学杰.急诊医学·高级医生进阶[M].北京：中国协和医科大学出版社，2016.

[24]尤黎明，吴瑛.内科护理学（第5版）[M].北京：人民卫生出版社，2014.

[25]邓小明，李文志.危重病医学（第4版）[M].北京：人民卫生出版社，2016.

[26]唐学杰.急诊医学[M].北京：中国协和医科大学出版社，2016.

[27]申文龙，张年平.急诊医学（第3版）[M].北京：人民卫生出版社，2014.

[28]魏蕊，魏瑛.急救医学基础[M].北京：人民卫生出版社，2015.

[29]吕探云.健康评估（第2版）[M].北京：人民卫生出版社，2006.

[30]甘肃省护理学会.基础护理技术操作规程及评分标准[M].甘肃科学技术出版社，2008

[31]燕铁斌.康复护理学[M].北京：人民卫生出版社，2012年，142-147.

[32]朱依谆，殷明.药理学（第8版）[M].北京：人民卫生出版社，2016.

[33]方亮.药剂学（第8版）[M].北京：人民卫生出版社，2016.

[34]王怀经，张绍祥.局部解剖学（第2版）[M].北京：人民卫生出版社，2010.

[35]中华护理学会造口、伤口、失禁护理专业委员会《中国压疮护理指导意见》编委会.中国压疮护理指导意见，2013.